TRAITÉ PRATIQUE

DE

MÉDECINE NATURELLE

Résumé de tous les principes et procédés pratiques
du magnétisme humain, pour rétablir et développer
les fonctions physiques
et les facultés intellectuelles dans tous les cas de
maladies récentes ou chroniques.

PAR

LE DOCTEUR F. ROUGET.

2me ÉDITION

Considérablement augmentée et entièrement refondu

PARIS,

GERMER-BAILLÈRE, LIBRAIRE ÉDITEUR,
RUE DE L'ECOLE DE MÉDECINE, 17.
1876.

Te 14/23 A

TRAITÉ PRATIQUE

DE MÉDECINE

NATURELLE

OUVRAGES DU MÊME AUTEUR :

LES ERREURS ET LES DANGERS DU SPIRI-TISME DÉVOILÉS, connaissance de la cause qui produit les effets du spiritisme, depuis l'antiquité jusqu'à nos jours. 2me édition, un vol. in-12, prix : 5 francs.

PHYSIOGNOMONIE, art de connaître et de juger les mœurs et les caractères, d'après la physiono-mie ; 3me édition, un vol. in-12, prix : 3 francs.

LE MÉDECIN A LA MAISON, guide médical du foyer, à l'aide duquel chacun peut se soigner et soigner les siens dans tous les cas de maladie, au moyen du traitement naturel et rationnel, combiné avec les plantes médicinales les plus souveraines ; les maladies y sont décrites par leurs symptômes, de manière à être reconnus et compris par tous ; l'indication des médications simples ou composées, internes et externes, suivent la description de cha-que maladie, avec les règles d'hygiène à suivre. 4me édition, un vol. in-12, prix: 7 francs.

HYGIÈNE ALIMENTAIRE OU ART DE VIVRE EN BONNE SANTÉ, traité des aliments: leurs qua-lités, leurs effets, le choix qu'il convient d'en faire selon l'âge, le tempérament, la profession, la saison et l'état de convalescence. 8me édition, un vol. in-12, prix : 3 francs.

HYGIÈNE ET MÉDECINE, préservation et curative des maladies épidémiques. 2me édition, un vol. in-12, prix : 3 francs.

INDICATEUR DES EAUX MINÉRALES ET DES BAINS DE MER, les plus efficaces pour le maintien et le rétablissement de la santé. 2me édition, un vol. in-12, prix : 3 francs.

LES SAGES ET LES FOUS, divulgation des grandes vérités religieuses, sociales et philosophiques oppo-sées aux doctrines impies et anarchiques qui tra-vaillent et égarent notre siècle. 2me édition, un vol. in-12, prix : 3 francs.

TRAITÉ PRATIQUE

DE

MÉDECINE NATURELLE

Résumé de tous les principes et procédés pratiques
du magnétisme humain, pour rétablir et développer
les fonctions physiques
et les facultés intellectuelles dans tous les cas de
maladies récentes ou chroniques.

PAR

LE DOCTEUR F. ROUGET.

———

2ᵐᵉ ÉDITION
Considérablement augmentée et entièrement refondue.

———

PARIS,

GERMER-BAILLÈRE, LIBRAIRE ÉDITEUR,

Rue de l'École de Médecine, 17,

1876.

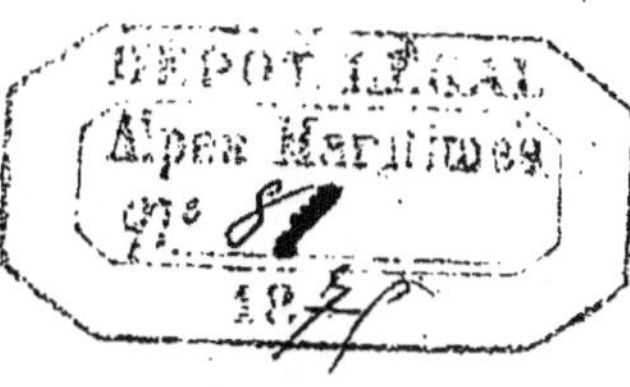
DÉPOT LÉGAL
Alpes Maritimes
Nᵒ 87
18

Propriété de l'Auteur.

Tous droits de traduction réservés.

Nice, Imp. A. Gilletta, rue de la Préfecture, 9, et rue des Ponchettes, 17 et 15.

Extrait du journal

DE LA

SOCIÉTÉ DU MAGNÉTISME

M. le Baron DU POTET DE SENNEVOY, président.

Paris, le 10 octobre 1858.

Toulouse est une des villes de France où le magnétisme a fait le plus de progrès, et compte le plus de partisans éclairés. C'est de Toulouse que nous vient le traité pratique de magnétisme de M. ROUGET, élève du regrettable OLIVIER. L'auteur, après une longue et laborieuse pratique dans laquelle il a eu le bonheur d'obtenir de nombreuses et brillantes cures, nous donne le résultat de son expérience et de ses méditations. Il présente de sages enseignements et des règles utiles à l'usage de ceux qui voudront faire l'application du magnétisme pour guérir les maladies.

L'œuvre de M. Rouget est d'une importance bien marquée pour faciliter la connaissance du magnétisme et les procédés de son application. Nous terminerons en lui empruntant une citation à laquelle nous adhérons de tout cœur : « Lors même que les explications des phénomènes magnétiques seraient erronées, les faits n'en restent pas moins une preuve évidente du vrai. »

C. MORIN.

A Monsieur le Docteur F. ROUGET.

Monsieur,

C'est avec un vif plaisir et un intérêt croissant, que j'ai lu votre traité de magnétisme; cette lecture n'a fait que raffermir la sympathie que j'éprouvais pour vous après les quelques et rares conversations que nous avons eues sur ce thème inépuisable du passé, du présent et de l'avenir, et sur les mystères dont l'Etre suprême a voulu environner notre existence.

Un laconisme clair, une concision élégante de style, une grande profondeur philosophique et surtout l'idée dominante du bien : telles sont les qualités qui m'ont frappé dans votre ouvrage. Par la netteté de vos propositions et la logique de vos déductions, vous avez élevé, Monsieur, le magnétisme au rang de science exacte, et tout esprit dépouillé de sots préjugés et d'idées rétrogrades ne peut faire de moins que de chercher avec ardeur dans la pratique la confirmation de vos enseignements.

Je vous remercie sincèrement, Monsieur, de votre envoi, et vous prie d'agréer l'assurance de mon amitié.

PODOLECKI,

PROFESSEUR DE SCIENCES.

Pau le 20 avril 1863.

LISTE ALPHABÉTIQUE

des

SOUSCRIPTEURS NOTABLES

à la 1re édition de cet Ouvrage

PUBLIÉ EN 1858.

—

Abria, professeur à la Faculté des Sciences, Bordeaux.
Acoquant, propriétaire, Toulouse.
Adhèma, trésorier-payeur, Toulouse.
Agoust, négociant, Toulouse.
Albino E., propriétaire, Toulouse.
Albouy, curé de Saint-Pierre, Toulouse.
Albrech, consul et négociant, Bordeaux.
Alos, propriétaire, Foix.
Amblard, docteur-médecin, Agen.
Amen, docteur-médecin, Toulouse.
Amilhaud J., notaire. Toulouse.
Anglada, docteur-médecin, Montpellier.
Anouil, médecin-vétérinaire, Toulouse.
Ardenne (A), propriétaire, Toulouse.
Arez (comte de) Toulouse.
Armand, capitaine de chasseurs à pied, Toulouse.
Arnaud Lefoulon, propriétaire, Montpellier.
Atoch, docteur-médecin, Toulouse.

Aunac, banquier, Agen.
Auriol Maison (D'), propriétaire, Toulouse.
Auriol, père (D'), docteur-médecin, Toulouse.
Ausséguy, ing. des chemins de fer du Midi, Toulouse.
Authier, banquier, Toulouse.
Auzon (D'), rentier, Toulouse.
Avejean (comte d'), Toulouse.
Avizard (comte d'), Toulouse.
Avizard de Saune (comte d'), Toulouse.
Ay, ingénieur de la manufacture des Tabacs Toulouse.
Badin, chirurgien orthopédiste, Toulouse.
Baillié, docteur-médecin, Montpellier.
Barbe (l'abbé), Toulouse.
Barbeyrac (comte de), Montpellier.
Barbot (de), propriétaire, Toulouse.
Barcouda, propriétaire, Grenade.
Bardes A., propriétaire, Toulouse.
Barquisot, vicaire de la cathédrale, Toulouse.
Barres, docteur-médecin, Bordeaux.
Barthe, médecin-vétérinaire, Toulouse.
Barthe de Mandebourg, propriétaire, Toulouse.
Barthélemy, professeur au Lycée, Toulouse.
Baruthel (l'abbé), Toulouse
Bastarech, ancien banquier, Pau.
Bastian, contrôleur des Contributions, Montpellier.
Bastide d'Izar, propriétaire, Toulouse.
Bataillou, receveur des finances, Pamiers.
Batignes, docteur-médecin, Montpellier.
Baudry, rentier, Bordeaux.
Bavay (de), directeur des Contributions, Agen.
Bazille (G.), propriétaire, Montpellier.
Bazille, J., propriétaire, Montpellier.
Bazus, chef de comptabilité du Canal du Midi, Toulouse.

Bazy. vicaire de la Dalbade, Toulouse.
Beaufils, rentier, Toulouse.
Beauguel, propriétaire, Toulouse.
Beaumont, propriétaire, Toulouse.
Beaupré (comte de), Montauban.
Bédarides, avocat, Montpellier.
Bégué, docteur-médecin, Toulouse.
Bélaval (Monseigneur), évêque, Pamiers.
Bellegarde (Baron de) Toulouse.
Bélesta, chanoine, Pamiers.
Bélesta. notaire, Pamiers.
Belissens (vicomte de), Toulouse.
Belissens (baron de) Toulouse.
Belmon (de), propriétaire), Toulouse.
Benazech, docteur-médecin, Castres.
Bérard, doyen de la Faculté de Médecine, Montpellier.
Bergis, ing. en chef des Ponts et Chaussées, Toulouse.
Bergis (A.), propriétaire, Montauban.
Bernadet, propriétaire, Toulouse.
Bernès, propriétaire, Toulouse.
Bert (E.) avocat, Montpellier.
Berthet, docteur-médecin, Toulouse.
Berthier (marquis de), Toulouse.
Berthier (comte de), Toulouse.
Berthy (comte de), Toulouse.
Bertin, docteur-médecin, Montpellier.
Bertin, propriétaire, Bordeaux.
Besse (de), propriétaire, Bordeaux.
Betchan, docteur-médecin, Montpellier.
Beteille, docteur-médecin, Toulouse.
Bethman (de), ancien maire, Bordeaux.
Bibent, directeur de l'hôtel d'Europe, Toulouse.
Bidache, négociant, Toulouse.

Bidequin, capitaine d'artillerie, Toulouse.
Binaud, rentier, Bordeaux.
Blanchard, homme de lettres, Toulouse.
Blaveau, docteur-médecin, Castres.
Blaveau, propriétaire, Castres.
Blondin, trésorier-général, Montpellier.
Bogues, ancien magistrat, Toulouse.
Boissard, ancien directeur des prisons, Toulouse.
Boisseuil, docteur-médecin, Bordeaux.
Boissie, docteur-médecin, Montpellier.
Boisonnade, capitaine d'artillerie. Toulouse.
Bonnal (vicomte de), Montpellier.
Bonnal (l'abbé), profes. au Grand Séminaire, Toulouse.
Bonnes (Ferdinand de), propriétaire, Toulouse.
Bonnes de Lostange (de), propriétaire, Castres.
Bordenave, curé de St-Jacques. Pau.
Bordère, docteur-médecin, Bordeaux.
Bories, propriétaire, Toulouse.
Bormes (Birmes de), propriétaire, Toulouse.
Bornier (vicomte de), Montpellier.
Borrely, docteur-médecin. Montpellier.
Bosc (A.), propriétaire, Bordeaux.
Bosc (E.), propriétaire, Bordeaux.
Bosc, F., propriétaire, Bordeaux.
Botas (de), armateur, Bordeaux.
Boubé, directeur des Contributions Indirectes, Toulouse.
Bouchateau, capitaine de hussards, Castres.
Bouisson, doyen de la Faculté de Médecine, Montpellier.
Bourdel, docteur-médecin, Montpellier.
Bourg (du), propriétaire, Toulouse.
Bourges, docteur-médecin, Bordeaux.
Bourrassol (vicomte de), Toulouse.
Bousset, propriétaire, Pau.

Boutoy, conservateur des Hypothèques, Toulouse.
Bouvard, artiste lyrique, Toulouse.
Brassines, professeur de mathématiques, Toulouse.
Bray, (comte de), Toulouse.
Brazier (E.), rentier, Toulouse.
Bréa (de), propriétaire, Montauban.
Bressoles, vice-président du Tribunal Civil, Toulouse.
Bresson, propriétaire, Bordeaux.
Briol d'Orgeval, artiste lyrique, Toulouse.
Broquère, docteur-médecin, Toulouse.
Bros, banquier, Montpellier.
Broussenet, propriétaire, Montpellier.
Broustet, négociant, Toulouse.
Bru, propriétaire, Montauban.
Bruyrole, ingénieur des Ponts et Chaussées. Montauban.
Busquet (G.), propriétaire, Toulouse
Butignol, docteur-médecin, Toulouse.
Cabos (V.), négociant, Tou'ouse.
Cahuzac, inspecteur d'Académie, Toulouse.
Cahuzac (de), propriétaire, Toulouse.
Caillou, chef de gare, Toulouse.
Caire, curé de Saint-Aubin, Toulouse.
Calvet, docteur-médecin, Castres.
Calvet-Besson, propriétaire, Toulouse.
Cambefort, greffier de la Cour d'Appel, Toulouse
Cambolas (comte de), Toulouse.
Cambolas (comte de), Montauban.
Cambon, percepteur, Toulouse.
Cambriel, capitaine de chasseurs à pied, Toulouse.
Campaigno (marquis de), Toulouse.
Cany, banquier, Toulouse.
Capdeville, banquier, Foix.
Capelle (L.), propriétaire, Toulouse.

Capot (l'abbé), Agen.
Carbonne, docteur-médecin, Foix.
Cardaillac, ingénieur-mécanicien, Toulouse.
Carnet, homme de lettres, Toulouse.
Carrel, docteur-médecin. Toulouse.
Carreyon de Talpeyrac (J.), propriétaire, Toulouse.
Carrière, curé de Saint-Elix, Toulouse.
Carrière, notaire, Toulouse.
Carrière, conservateur des hypothèques, Montpellier.
Carrière, avocat, Toulouse.
Carrière Brimont (de), propriétaire. Toulouse.
Cassan (Baron de), Toulouse.
Cassanet, comptable à la Manuf. des Tabacs. Toulouse.
Cassing. rentier, Bordeaux.
Castan, docteur-médecin, Montpellier.
Castan, rentier, Bordeaux.
Castelbajac (comte de), Toulouse.
Castillon, négociant, Bordeaux.
Caston (Alfred de), rentier, Toulouse.
Caubet, artiste lyrique, Toulouse.
Caussade (F.), docteur-médecin, Bordeaux.
Caussette, vicaire-général, Toulouse.
Cayrol, rentier, Toulouse.
Cayrou aîné, négociant, Bordeaux.
Caze, président de la Cour d'Appel, Toulouse.
Caze, inspecteur des contributions, Toulouse.
Cazaubon, avocat, Pau.
Celiez, négociant, Bordeaux.
Chabeau, négociant, Toulouse.
Chabert, conservateur des Forêts, Montpellier.
Chalande, négociant, Toulouse.
Chambert, négociant, Toulouse.
Chanal (de), colonel d'artillerie, Toulouse.

Chancel, docteur-médecin, Montpellier.
Charlot, chef de gare, Agen.
Charot, notaire, Nérac.
Charoubau, négociant, Toulouse.
Charvet, médecin-vétérinaire d'artillerie, Toulouse.
Chaumel, négociant. Bordeaux.
Chauvet, directeur des Contributions, Montpellier.
Charopin, docteur-médecin, Bordeaux.
Cipière, receveur municipal. Toulouse,
Claret, notaire. Toulouse.
Clauzelles de Bourges (vicomte de), Toulouse.
Claverie, propriétaire, Toulouse.
Claverie, négociant, Toulouse.
Clermont, propriétaire, Bordeaux.
Cléry (l'abbé de), Toulouse.
Clos, directeur du Jardin des Plantes, Toulouse.
Clouet de la Fernandina (comte de), Bordeaux.
Clouzet, négociant, Bordeaux.
Combal, docteur-médecin, Montpellier.
Comminge (vicomte de), Toulouse.
Conezil (L.), négociant, Toulouse.
Conil, négociant, Toulouse.
Constant de Bonneval, propriétaire, Toulouse.
Coquil, propriétaire, Toulouse.
Corbière, pasteur, Montpellier
Cornède, sous-intendant militaire, Toulouse.
Corneillan, (vicomte de), Toulouse.
Cornouils (Ch.), propriétaire, Castres.
Courrège, propriétaire, Toulouse.
Cours (comte de), Toulouse.
Court, propriétaire, Marseille.
Courtès. colonel d'artillerie, Toulouse.
Courtois (F), banquier, Tououse.

Crassous, colonel du génie, Toulouse.
Cruzy (marquis de), Montauban.
Cumenge, propriétaire, Castres.
Cusol, négociant, Bordeaux.
Dales, rentier, Toulouse.
Dallis, artiste lyrique, Toulouse.
Daniau, négociant, Bordeaux.
Daran, docteur-médecin, Pau.
Daran, propriétaire, Pau.
Darnis, docteur-médecin, Montauban.
Dassier, docteur-médecin, Toulouse.
Dastugue, propriétaire, Toulouse
Dauby, ingénieur des Ponts et Chaussées, Agen.
Daudé de Lavalette, propriétaire, Montpellier.
Dauder, avocat, Toulouse.
Davaust, commandant de chasseurs à pied, Toulouse.
Daydoux, négociant, Toulouse.
Debosque, propriétaire, Toulouse.
Dejean, pasteur, Castres.
Delay, docteur-médecin, Toulouse.
Delbosc, contrôleur des contributions, Toulouse.
Delcamp, receveur des Finances, Toulouse.
Delpech, doyen de la Faculté de Droit, Toulouse.
Delpech, rentier, Nice.
Delpont (l'abbé), Toulouse.
Delpy, fondeur-mécanicien, Toulouse.
Demecy, propriétaire, Bordeaux.
Dennez, négociant, Bordeaux.
Descloz, docteur-médecin, Toulouse.
Deshaurs, avocat, Montpellier.
Despeyrouse, négociant, Bordeaux.
Despous (A.), propriétaire, Montpellier.
Despous (Ch.), propriétaire, Montpellier.

Desprez (Mgr), archevêque, Toulouse.
Dessales (F.), propriétaire, Toulouse.
Dessois, ingénieur civil, Toulouse.
Deyche (l'abbé), Agen.
Dirckch, armateur, Bordeaux.
Donnay, consul de Portugal, Bordeaux.
Donnet (Son Eminence le Cardinal), Bordeaux.
Donoux, propriétaire, Montpellier.
Dorbes, vicaire de Saint-Aubin, Toulouse
Druillet de Saint-Projet (l'abbé). Toulouse.
Dubois, conducteur des Ponts et Chaussées, Toulouse.
Dubois, propriétaire, Montauban.
Ducos, docteur-médecin, Toulouse.
Ducros, propriétaire, Castres.
Ducros, capitaine du génie en retraite, Castres.
Ducros, négociant, Toulouse
Dufour (l'abbé), Agen.
Dugabé, avocat, Toulouse.
Dulamont, avocat général, Bordeaux.
Dulaurier, curé de Notre-Dame, Bordeaux.
Dumaine, artiste dramatique. Toulouse.
Dumas, docteur-médecin, Montpellier.
Dumas, comptable du Canal du Midi, Toulouse.
Dumege, archéologue, Toulouse.
Dunac, docteur-médecin, Foix.
Dunal. docteur-médecin, Montpellier.
Dupin, propriétaire, Montpellier.
Duprat, négociant, Agen.
Dupray, propriétaire, Nérac.
Dupré, docteur-médecin, Montpellier.
Dupuy, docteur-médecin, Agen.
Dupuy, notaire, Nérac.
Dupuy (F.), docteur-médecin, Bordeaux.

Dupuy (A.), docteur-médecin, Bordeaux
Durand, chanoine, Montpellier.
Durand, propriétaire, Montpellier.
Durand, banquier, Montpellier.
Duscel, commandant d'artillerie, Toulouse.
Duterrail, capitaine au 7me hussards, Castres.
Duvergier, négociant-armateur, Bordeaux.
Epale, supérieur du Grand Séminaire, Agen.
Escalibert, (baron d'), Toulouse.
Escarraguel, ingénieur civil, Bordeaux.
Esclassant (P.), propriétaire, Toulouse.
Escoffier, chirurgien-major d'artillerie, Toulouse.
Escot, docteur-médecin, Nérac.
Espagnac, docteur-médecin, Nérac.
Espinasse (J.), négociant, Toulouse.
Espinasse de Saune, avocat, Toulouse.
Espy, propriétaire, Foix
Estingois, propriétaire, Bordeaux.
Estorg, docteur-médecin, Montpellier.
Etoile (de l'), capitaine de chasseurs à pied, Toulouse.
Exéa (comte d'), Toulouse
Faget, propriétaire, Toulouse.
Fauché (F.), rentier, Bordeaux.
Fauché (E.), propriétaire, Bordeaux.
Fauchez, capitaine d'infanterie, Toulouse.
Favier, orfèvre-bijoutier, Toulouse.
Félisse (de), pasteur, Montauban.
Feral (L), avocat, Toulouse.
Feriol (de), propriétaire, Toulouse.
Fernal S, aumônier de Refuge, Toulouse.
Ferrière (F), courtier maritime, Bordeaux.
Ferrol, directeur de l'usine à gaz, Toulouse.
Fieux, négociant, Toulouse.

Figarède (l'abbé) Toulouse.

Figarol, vicaire de la Daurade, Toulouse.

Finance (de), propriétaire, Toulouse.

Fiquet, architecte, Foix.

Flotard (E), propriétaire, Toulouse.

Flotte (l'abbé de), Montpellier.

Forest, avocat, Pau.

Forestier, professeur au Lycée, Toulouse.

Fort (G.), propriétaire, Toulouse.

Fortanier (de), propriétaire, Montpellier.

Foucaux (marquis de), Toulouse.

Foulong (de), propriétaire, Bordeaux.

Fouques, négociant, Toulouse.

Fourcade, propriétaire, Toulouse.

Fourestier. négociant, Bordeaux

Fournalès, officier de santé, Toulouse.

Fournalès, propriétaire, Montauban.

Fournié, propriétaire, Bordeaux.

Frontain, pasteur, Nérac.

Fumels, (comte de), Bordeaux.

Gachassin (O.), docteur-médecin, Toulouse.

Gachon, pasteur, Montpellier.

Gaillard, professeur de dessin, Toulouse.

Gamboggi, artiste peintre, Toulouse.

Ganglof, rentier, Bordeaux.

Gaubert (A.), propriétaire, Toulouse.

Gauterin, consul, Bordeaux.

Gavoy, ex-agréé, Toulouse.

Gebhart, capitaine d'artillerie, Toulouse.

Geillard, vicaire des Minimes, Toulouse.

Gélinaud, négociant, Bordeaux.

Gelis (F.), négociant, Toulouse.

Gellas (de) propriétaire, Toulouse.

Gêne (baron de), Toulouse.
Genin (V.), artiste dramatique, Toulouse.
George, caissier de la Banque, Toulouse.
Gérard, propriétaire, Toulouse.
Germain doyen de la faculté des lettres, Montpellier.
Geslot, fondeur-mécanicien, Toulouse.
Gesta (comte de), Toulouse.
Giniez, propriétaire, Montpellier.
Girard, négociant, Toulouse.
Girard, officier d'administration, Montpellier.
Gironde (comte de), Montauban.
Gironde (vicomte de), Montauban.
Giroux, docteur médecin, Montpellier.
Gleize (F.), banquier, Montpellier.
Glosting (de) capitaine de chasseurs à pied, Toulouse.
Godefroy, propriétaire, Bordeaux.
Golfin (F.), docteur-médecin, Montpellier.
Gondey (comte de la), Toulouse.
Goudain (de), propriétaire, Toulouse.
Goulard (de), propriétaire, Toulouse.
Gourg, receveur de l'Enregistrement, Montpellier.
Goutz, docteur-médecin, Agen.
Grand, armateur, Bordeaux.
Granié, inspecteur des Forêts, Montpellier.
Grat, chef de division à la préfecture, Foix.
Grégoire-Torès, chirurgien-dentiste, Bordeaux.
Greze (de), avoué, Castres.
Guénard, médecin-dentiste, Bordeaux.
Guerre, notaire, Toulouse.
Guibal (A.), propriétaire, Castres.
Guibal (Ch.), propriétaire, Castres.
Guillemond, percepteur, Toulouse.
Guillerot, docteur-médecin, Bordeaux.

Guiné (de), propriétaire, Toulouse.
Guinola, négociant, Toulouse.
Guitou, propriétaire, Toulouse.
Guitou, propriétaire, Montpellier.
Guyot, capitaine d'artillerie, Toulouse.
Guylot, ingénieur des Ponts et Chaussés, Toulouse.
Harlé, ingén. en chef des chem. de fer du Midi, Bordeaux.
Hébray (D.), insp. des chemins de fer du Midi, Toulouse.
Henry, négociant, Toulouse.
Hovy, consul des Pays-bas, Bordeaux.
Hubert de Ste-Croix, chirugien major, Toulouse.
Huc (J.), négociant, Toulouse.
Insinger, propriétaire, Bordeaux.
Iset, capitaine d'infanterie, Toulouse.
Jacobski, chirurgien-dentiste, Toulouse.
Jacot, ingénieur des Ponts-et-chaussés, Montauban.
Jalaguier, docteur-médecin, Montpellier.
Jasmin, homme de lettres, Agen.
Jeanbernat, docteur-médecin, Toulouse.
Jeanjean, directeur de l'Ecole Normale, Montauban.
Jeze (F.) négociant, Toulouse.
Joly, docteur médecin, Toulouse,
Jonalhom, négociant, Bordeaux.
Josas, propriétaire, Toulouse.
Josthon (P.), négociant, Bordeaux.
Jouvenel, (de) propriétaire, Montpellier.
Juge de Montespieu, intendant divisionnaire, Toulouse
Julia Faussac, avocat, Montauban.
Julien, artiste lyrique, Toulouse.
Juillac, (Vicomte de) Toulouse.
Juillac, colonel en retraite, Toulouse.
Junien, directeur du pensionnat St-Joseph, Toulouse.
Klepper, négociant, Bordeaux.

Kuhnholtz Lordat, docteur-médecin, Montpellier.
Labarthe (Comte de), Toulouse.
Labarthère, propriétaire, Toulouse.
Labesque, docteur-médecin, Agen.
Lacaze, docteur-médecin, Montauban.
Lacger (de), propriétaire, Castres.
Lacordaire (le révérend-père), Toulouse.
Lacoste, curé de Cérisols, Foix.
Lacroix (de), propriétaire, Toulouse.
Lacroix, banquier, Toulouse.
Ladam, chirurgien-dentiste, Bordeaux.
Ladger (de), docteur-médecin, Toulouse.
Ladoux, chirurgien-dentiste, Toulouse.
Laffitte, colonel d'artillerie, Toulouse.
Lafont, architecte, Toulouse.
Lafforgue, docteur-médecin, Toulouse.
Laffosse, d. m. proffes. à l'école vétérinaire, Toulouse.
Lagaillarde (de), propriétaire.
Lagarde, capitaine au 7me hussards, Castres.
Lagarde (Guillot de), propriétaire, Toulouse.
Lalaine Laprade (de), propriétaire, Toulouse.
Lalande, négociant, Bordeaux.
Landes, docteur-médecin, Castres.
Lansac, notaire, Toulouse.
Lapace (Vicomte de), Toulouse.
Lapeyre (de), capitaine de recrutement, Toulouse.
Lapeyrière, entrep. des chem. de fer du Midi, Toulouse.
Larrhée de Saint-Guiraud, propriétaire, Toulouse.
Larrey, docteur-médecin, Toulouse.
Larrieu (de), propriétaire, Toulouse.
Larroque (de), commandant d'artillerie, Toulouse.
Larroque, secrétaire particulier du préfet, Foix.
Lassale (l'abbé), Toulouse.

Lasserre, propriétaire, Toulouse.
Lasserre, avocat, Pau.
Lastour (de), propriétaire, Castres.
Latour de Noé (l'abbé), Toulouse.
Latrobe, officier d'administration, Montpellier.
Latude (baron de), Montpellier.
Laurent (Vicomte de), Toulouse.
Laurent, Juge de paix, Toulouse.
Laurent, officier d'administration, Toulouse.
Laurent, propriétaire, Toulouse.
Lavavé, avoué, Toulouse.
Leblay, docteur-médecin, Bordeaux
Legrand de Villiers, trésorier général, Bordeaux.
Leméry, professeur à la faculté des sciences, Toulouse
Léon (A), armateur. Bordeaux.
Leroy, armateur, Bordeaux.
Lescure, docteur-médecin, Montpellier.
Lescure (de), propriétaire, Montpellier.
Lesinger (l'abbé), Toulouse.
Levasser-Sorval, général de division, Montpellier.
Levesque Tièchard, propriétaire, Le Havre.
Levieux, docteur-médecin, Bordeaux.
Lhomond, ancien notaire, Toulouse.
Liberman, chir. major du 2me chas. à pied. Toulouse.
Lignières (F.), propriétaire, Toulouse.
Lisbonne, avocat, Montpellier.
Lordat, professeur de Faculté de médecine, Montpellier.
Lubriac (de), capitaine de chasseurs à pied, Toulouse.
Lucy (de), juge au Tribunal Civil, Pau.
Lusse (de), négociant, Bordeaux.
Luys, (de) propriétaire, Montauban.
Magnet, rentier, Toulouse.
Maldant, négociant, Bordeaux.

Malet, curé du Taur, Toulouse.
Malherbe, colonel d'artillerie, Toulouse.
Malhomme (l'abbé), Toulouse
Manenc, colonel en retraite, Toulouse.
Manuel (F.), filateur, Taulouse.
Marchand, docteur-médecin, Bordeaux.
Marcoul, propriétaire, Toulouse.
Marfraing, médecin véterinaire, Pamiers.
Marfroi, ingénieur, Bordeaux.
Marie Antoine (le réveréud père), capucin, Toulouse.
Mariette, propriétaire, Montauban.
Marignac (de), propriétaire, Toulouse.
Martin, président de la Cour d'appel, Toulouse.
Martin, brasseur, Toulouse.
Martin, propriétaire, Toulouse.
Martin, ingén. des chemins de fer du Midi, Bordeaux.
Martineau, chef de division à la Préfecture, Toulouse.
Martres, pharmacien, Montauban.
Marseille, vicaire de Saint-Sernin, Toulouse.
Massol (l'abbé), aumônier des Bénédictines, Toulouse.
Maury, percepteur, Toulouse.
Mauvézin (de), propriétaire, Bordeaux.
Mauziès, docteur médecin, Castres.
Mazières, négociant, Toulouse.
Mendez, négociant, Bordeaux.
Meniel, professeur de musique, Toulouse.
Mercy d'Argenton (comte de), Toulouse.
Meriel (P.), directeur du Conservatoire, Toulouse.
Merlin, docteur-médecin, Toulouse.
Merman, négociaut, Bordeaux.
Michaelsin, négociant, Bordeaux.
Milhas, officier de santé, Toulouse.
Milhaud (J), négociant, Montpellier.

Minuid (de), capitaine d'artillerie, Toulouse.
Miquel, directeur de la Paternelle, Toulouse.
Mis, propriétaire, Toulouse.
Moisset. propriétaire Toulouse.
Molinier, prof. de la Faculté de Droit, Toulouse.
Montamat, docteur-chirurgien, Toulouse.
Montastruc, vicaire de la Cathédrale, Foix.
Montbel (baron Henri de), Toulouse.
Montcans (de), propriétaire. Toulouse.
Montels (F), propriétaire, Toulouse.
Montesquieu (baron de), Agen.
Montredon (marquis de), Toulouse
Montredon (comte de), Toulouse.
Mons (comte de), Toulouse.
Mortarieu (baron de), Montauban.
Mortarieu (Léo de', propriétaire, Toulouse.
Moutet, docteur médecin, Montpellier.
Musset, chef d'institution, Toulouse.
Navarre, sculpteur marbrier, Toulouse.
Nestler, rentier, Toulouse.
Nicole (de), propriétaire, Toulouse.
Niel (Son Excellence le maréchal), Toulouse.
Node, professeur de dessin. Montpellier.
Noël, capitaine d'artillerie, Toulouse.
Noguès. docteur médecin. Toulouse.
Noailhan (comte de), Toulouse.
Noailhan, professeur de musique, Toulouse.
Nussé (de), docteur médecin, Bordeaux.
Olin-Chatelet, fondeur mécanicien, Toulouse.
Olive (marquis d'), Toulouse.
Olivier (Ch.), négociant, Toulouse.
Olivier, rentier. Toulouse.
Olmade, professeur à l'Ecole Normale, Toulouse.

Omans, capitaine d'infanterie, Toulouse.
Orleac, docteur médecin, Agen.
Ourgaud, docteur médecin, Pamiers.
Pagès (L.), avocat, Toulouse.
Pairron, capitaine au 7me hussard, Castres.
Palleville (de), propriétaire, Toulouse.
Pardieu, manufacturier, Toulouse.
Parent, commissaire de la gare, Toulouse.
Paris, armateur, Bordeaux.
Parmentier, commandant du génie, Toulouse.
Paterac (F.), propriétaire, Toulouse.
Patricot, conseiller à la Cour d'Appel, Agen.
Paulet, docteur médecin, Bordeaux.
Pauly, docteur médecin, Pamiers.
Pazani, rentier, Bordeaux.
Pecarrère, propriétaire, Toulouse.
Péforé, vicaire de Saint-Gérôme, Toulouse.
Pelleraud, négociant, Bordeaux.
Pendaries, chanoine, Toulouse.
Pendaris, contrôleur des contributions, Toulouse.
Pendaris, propriétaire, Toulouse.
Penent, propriétaire, Toulouse.
Pener, professeur au Lycée, Toulouse.
Petiet, directeur des contributions, Montpellier.
Petit, directeur de l'Observatoire, Toulouse.
Petitpied, négociant, Toulouse.
Peyre (J.), banquier, Toulouse.
Peyre, docteur médecin, Castres.
Phocion, chirurgien dentiste, Bordeaux.
Picot, propriétaire, Toulouse.
Piéchaud, curé de la Cathédrale, Toulouse.
Pierre, colonel d'artillerie, Toulouse.
Pierre (E.), propriétaire, Toulouse.

Piétre (de), capitaine d'infanterie, Toulouse.
Pinel, officier d'administration, Toulouse.
Piquemal, capitaine d'artillerie, Toulouse.
Planet (de), propriétaire, Toulouse.
Polh, négociant, Bordeaux.
Poncet-Deville, négociant, Bordeaux.
Pontnau, notaire, Toulouse.
Portanier, receveur des finances, Toulouse.
Pourchet, docteur médecin, Montpellier.
Pouy (vicomte de), Toulouse.
Pradie, négociant, Toulouse.
Prat, propriétaire, Castres.
Preller, négociant, Bordeaux.
Prévost, conservateur du Musée, Toulouse.
Promis, négociant, Bordeaux.
Pugayrolles (marquis de, Montpellier.
Pugayrolles (comte de), Montpellier.
Pujol, ancien curé du Taur, Toulouse.
Pujol, avoué près la Cour d'Appel, Toulouse.
Pujol (E.), propriétaire, Toulouse.
Pujol, négociant, Toulouse.
Pujos, docteur médecin, Bordeaux.
Puntous (de), propriétaire, Toulouse.
Puybusque (de), propriétaire, Toulouse.
Puy-Montbrun (vicomte de), Toulouse.
Rabba, avocat, Bordeaux.
Rabba, armateur, Bordeaux.
Raffit (F.), notaire, Toulouse.
Ras, négociant, Toulouse.
Raspaud, propriétaire, Toulouse.
Ratier (l'abbé), Toulouse.
Razous, vicaire de la Cathédrale, Toulouse.
Recolin, pasteur, Montpellier.

Régis, ingénieur, Montpellier.
Rémond, directeur d'assurances, Toulouse.
Resseguier, négociant, Toulouse.
Rey (l'abbé), Grenade.
Rey, docteur médecin, Bordeaux.
Rey de Morandes, docteur médecin, Toulouse.
Reynal, rentier, Toulouse.
Reynaud (A.), lithographe, Toulouse.
Reynaud de Saint-Albin, propriétaire, Montpellier.
Ribes, docteur médecin, Montpellier.
Ribes (J.), propriétaire, Montpellier.
Rigaud (Léon de), propriétaire, Toulouse.
Rieupeyrouse, docteur médecin, Grenade.
Riolacy, chirurg. maj. du 13e chasseur à pied, Toulouse.
Rivals (de), propriétaire, Toulouse.
Rivals (V. de), propriétaire, Toulouse.
Roger, artiste lyrique, Toulouse.
Roger-Dubosc, directeur de l'enregistrement, Agen.
Roquemartine, négociant, Toulouse.
Roquemaurel (de), propriétaire, Toulouse.
Roques, médecin vétérinaire d'artillerie, Toulouse.
Roques (A.), négociant, Toulouse.
Roquette (baron de), Toulouse.
Rossignol, propriétaire, Toulouse.
Rosy, avocat, Toulouse.
Rouch, avocat, Montpellier.
Rouquette, vicaire de la Daurade, Toulouse.
Roux, vicaire de Saint-Sernin, Toulouse.
Roux, docteur médecin, Montauban.
Royanès, rentier, Toulouse.

Rufen, colonel du 7me hussard, Castres.

Sabatier, pasteur, Toulouse.

Sahuqué (Henri de), propriétaire, Toulouse.

Sahuqué (Paul de), propriétaire. Toulouse.

Saint-Cyr (comte de,, Montauban.

Saint-Félix (de), propriétaire, Montauban.

Saint-James (de), propriétaire, Pau.

Saint-Martin (comte de), Toulouse.

Saint-Maur (marquis de), Toulouse.

Saint-Sernin (comte de), Toulouse.

Saint-Vincent (baron de), Toulouse.

Sainte-Marie (baron de), Toulouse.

Sainte-Valière (Paul de), Toulouse.

Salmon, commandant d'artillerie, Toulouse.

Salamon, docteur médecin, Toulouse.

Salles, propriétaire, Toulouse.

Salvagnac (de). propriétaire, Toulouse.

Sambucy (comte de), Toulouse.

Samson, propriétaire, Pau.

Sancery, chirurgien major d'artillerie, Toulouse.

Sarabeyroux, propriétaire, Grenade.

Sarraillé, négociant, Toulouse.

Sarrieu (de), propriétaire, Toulouse.

Saudros (le rév. père), prieur des dominicains, Toulouse.

Saules, artiste lyrique, Toulouse.

Sauvage, doyen de la faculté des lettres, Toulouse.

Scé, avocat, Montpellier.

Sébastien (Son Altesse Royale le prince Don), Pau.

Segnouret, négociant, Bordeaux.

Seige, ingénieur des chemins de fer du Midi, Toulouse.

Serriège (de), propriétaire, Toulouse.
Sers (comte de), Toulouse.
Sers, docteur médecin, Castres.
Serville, directeur des postes, Toulouse.
Sevin (Théodore de), propriétaire, Agen.
Sicard, vicaire de la Dalbade, Toulouse.
Sicré, chanoine, Pamiers.
Siroux, docteur médecin, Montauban.
Sirvin (F.), négociant, Toulouse.
Sol (F.), propriétaire, Toulouse.
Solage (comte Paul de), Toulouse.
Sonac (de), propriétaire, Toulouse.
Soucaze, avoué près la Cour d'Appel, Toulouse.
Sourieu (A), négociant, Toulouse.
Strams, chirurgien major d'artillerie, Toulouse.
Suarès (marquis de), Toulouse.
Subra, propriétaire, Toulouse.
Sue, négociant, Bordeaux.
Surville, officier de santé, Toulouse.
Taillarda, ingénieur des ponts-et-chaussés, Nerac.
Taillefer, chanoine, Bordeaux.
Talbode, caissier de la banque, Toulouse.
Tarbès, négociant, Toulouse.
Tardy, ing. en chef des ponts et chaussées. Montpellier.
Tassard, chirurgien major d'artillerie, Toulouse.
Tassené, capitaine de chasseurs à pied, Toulouse.
Teulade, propriétaire, Toulouse.
Teulade, propriétaire, Grenade.
Teulon, avocat, Montpellier.
Theron de Montoguet, propriétaire, Toulouse.

Thomas, propriétaire, Toulouse.

Thomas (P.), rentier, Toulouse.

Tournié, pertepteur, Nérac.

Trazit, chirurgien dentiste, Toulouse.

Trévelin (de), lieutenant au 7me hussard, Castres.

Trinquet, aumônier de Notre-Dame, Toulouse.

Uzech (vicomte d'), Toulouse.

Vachot, directeur du Grand Théâtre, Toulouse.

Vaisse-Cibiel, avocat, Toulouse.

Valady (comte de), Toulouse.

Valette (Ed.), propriétaire, Toulouse.

Vander Vyver, docteur en droit, Jersey.

Veirron, chef de traction au chemin de fer, Toulouse.

Velens (de), général d'artillerie, Toulouse.

Vendevelde, capitaine d'infanterie, Toulouse.

Venot (P.), docteur médecin, Bordeaux.

Verdier, architecte, Agen.

Vernazobres, propriétaire, Toulouse.

Vernet (P.), propriétaire, Toulouse.

Vert, supérieur des missionnaires du Calvaire, Toulouse.

Vialas (A.), conseiller à la Cour d'Appel, Toulouse.

Vidal, avocat, Foix.

Vidal de Lauzun, propriétaire, Toulouse.

Viellajus (G.), négociant, Toulouse.

Vignes, docteur médecin, Toulouse.

Vigourel, artiste lyrique, Toulouse.

Viguerie (Ch.), docteur médecin, Toulouse.

Viguerie (E.), propriétaire, Toulouse.

Villèle (comte Henri de), Toulouse.

Villèlegier, colonel du génie, Toulouse.

Vinas, curé de Notre-Dame, Montpellier.
Vincent, docteur médecin, Castres.
Vincette (de), propriétaire, Toulouse.
Vise (de), propriétaire, Toulouse.
Viviers (de), capitaine d'artillerie, Toulouse.
Voisin-Lavernière (de), propriétaire, Toulouse.
Yars, négociant, Toulouse.

Le plus grand nombre de ces personnes sont trop éminentes chacune dans leur sphère, pour se laisser séduire par une chimère, et, si elles ont souscrit à cet ouvrage, il a fallu que le magnétisme s'offrît à leurs yeux sous les traits de la vérité pure.

PRÉFACE

Dans ce siècle controverseur, sceptique, positif et presque matérialiste, pour se faire écouter au milieu de la tourmente qui agite actuellement tous les esprits, les propagateurs d'une VÉRITÉ PRATIQUE, au lieu d'user du droit que donne le résultat de nombreuses expériences, et de lever fièrement la tête, sont réduits à s'incliner, à solliciter l'approbation des défenseurs passionnés ou aveugles des systèmes spéculatifs, à leur demander humblement pardon d'avoir raison, et sont condamnés à devenir souples et à s'amoindrir ; cruels sacrifices devant lesquels cependant l'on ne doit pas reculer, quand on connaît une vérité utile au bonheur de tous.

De toutes les vérités, le magnétisme humain est une des plus importantes au bonheur de l'humanité ; c'est donc un devoir impérieux pour tous ceux qui comprennent le bien qu'il peut produire, de le proclamer partout, de se dévouer à son triomphe, et de travailler sans relâche à renverser les barrières qu'on lui oppose.

Si le magnétisme, malgré ses cures et ses phénomènes merveilleux, n'a pas fait plus de progrès depuis que *Mesmer* l'a propagé en France, il faut l'attribuer d'abord : aux opinions divergentes des médecins, des théologiens et des philosophes qui ont examiné trop superficiellement la question du magnétisme, sans se rendre compte par des expériences réitérées de ses effets physiologiques et phsychologiques ; et ensuite à l'*ignorance* et à l'*immoralité* de certains intrigants, qui se croient magnétistes, parce qu'ils ont, comme tous les hommes, la faculté magnétique, et qu'ils savent plus ou moins bien l'exercer : gens qui ne savent ni ne veulent prendre aucune des précautions capables d'écarter les dangers accidentels que l'on rencontre dans l'application du magnétisme ; exploiteurs imprudents, blamables même quand ils ne trompent pas, parce qu'ils ne servent qu'à former des magnétistes de *fantaisie* et de *théâtre*.

La faculté magnétique est commune à tous les hommes : chez l'un, elle est à l'état rudimentaire pour ainsi dire: chez l'autre, elle est dans un développement plus ou moins complet. Comme pour toutes les autres facultés dont on nous apprend à faire un bon ou mauvais usage, pour jouir de la plénitude de la faculté magnétique dont on est susceptible, il faut connaître les lois du magnétisme universel et humain ; de plus il faut connaître les principes qui règlent son application, avoir l'habitude de l'exercer, afin d'éviter l'*erreur*, l'*abus* et les *dangers*.

Il est donc de la plus grande importance de faire connaître, et de mettre à la portée de toutes les intelligences les vrais principes et les procédés pratiques du magnétisme humain pour guérir les maladies récentes ou chroniques. Nous avons fait tous nos efforts pour rendre ce *traité* conforme à sa destination. Nous disons ce que nous ont appris vingt-cinq années d'études constantes et quinze années de pratique assidue.

C'est à la sollicitude de *feu M. Joseph Olivier*, que nous devons d'avoir pu nous livrer à l'étude de guérir par le magnétisme. *Sa mémoire nous étant toujours chère*, nous n'avons pu résister à la douce expression d'un sentiment de reconnaissance. La justice rendue à un homme de bien n'est déplacée nulle part, et moins qu'ailleurs, en tête d'un ouvrage inspiré par ses leçons.

Fidèle aux principes que nous a transmis le

meilleur des maîtres, nous serions heureux de contribuer au triomphe de la vérité dont il fut l'apôtre dévoué.

Tel est notre ardent désir ; fasse le Ciel qu'il se réalise !

Docteur F. ROUGET.

CHAPITRE Ier

—

LE MAGNÉTISME DANS L'ANTIQUITÉ ET LES TEMPS MODERNES.

Le magnétisme étant inhérent à la création, a toujours existé ; on le retrouve dans tous les temps, et sur tous les points de la terre ; non pas sous le nom moderne qu'il porte aujourd'hui, mais sous des noms divers, sous des formes différentes, et mêlé à des sciences plus ou moins positives, plus ou moins mystérieuses.

Dans les temples anciens, ou pour mieux dire dans les lieux qui furent plus tard transformés en temples, le magnétisme était pratiqué d'une manière simple et naturelle ; et, à mesure que la corruption spéculative a fait ses terribles progrès, cette action a été corrompue elle-même.

L'Egypte et la Grèce avaient autrefois leurs sanctuaires mystérieux. Les malades allaient chercher la santé dans les temples de *Séraphis*, d'*Isis*, d'*Esculape*, etc., où se trouvaient des hommes remplissant les fonctions de prêtres , qui, de savants et humains qu'ils étaient, devinrent plus tard impies et corrompus. Ces prêtres-médecins avaient connaissance de quelques-uns des secrets les plus importants et les plus utiles pour secourir l'homme souffrant ; cachant d'abord, sous un appareil seulement utile, et plus tard, imposant et menteur, une puissance commune à tous les hommes, ils imposaient les mains sur les malades, les pénétraient de leur principe de vie, et opéraient ainsi des guérisons que la multitude, trompée par des enseignements coupables, attribuait en totalité à des dieux imaginaires.

La puissance des prêtres n'était pas circonscrite dans l'application directe du magnétisme sur les malades. Par l'inoculation du principe vital, ils excitaient, ils doublaient pour ainsi dire les facultés de l'âme ; ils la régénéraient pour un instant en la dégageant des liens de la matière et la menaient à la lucidité magnétique chez les consultants, ou s'ils n'en étaient point susceptibles, chez des individus qui entraient facilement dans cet état ; ils provoquaient une grande, une exquise sensibilité ayant quelque analogie avec celle que les ani-

maux manifestent par leur instinct, pour les remèdes qui leur sont utiles, mais qui se montre dans
l'homme bien dirigé sous l'influence magnétique
d'une manière tout aussi sûre et plus brillante,
parce que la sensation instinctive est perçue par
l'âme humaine, douée d'intelligence, de conscience
et de liberté ! Lorsque les malades qui allaient
chercher la guérison dans les temples, n'étaient
point soulagés ou guéris, les prêtres appelés
Onéïropoles, étaient magnétisés par des procédés
particuliers, et jouissaient alors d'une grande lucidité magnétique qui les mettait à même de connaître la cause et le siége de la maladie, et
d'indiquer les moyens de guérison ou de soulagement

Les prêtres-médecins de l'antiquité se plaçaient
bien facilement dans les conditions les plus favorables pour exercer la faculté magnétique dans toute
sa plénitude afin de guérir les malades : soit en
leur imposant les mains, soit par des frictions
faites dans le silence de la nuit, soit par une
action magnétique, cachée, dissimulée adroite-
ment, soit par des vapeurs, des parfums narcoti-
ques, provoquant une passivité d'esprit et de corps,
favorable à l'action magnétique, soit en appelant
en aide les ténèbres habilement ménagées, certains
sons harmonieux de la musique, ou même l'électricité animale qui se dégage des peaux de brebis

fraîchement égorgées, ou par d'autres appareils que les prêtres pouvaient avoir à leur disposition, et dont une étude plus complète leur permettait aussi d'obtenir des effets magnétiques plus complets.

Les prêtres, chez les Egyptiens et les autres peuples, qui étaient préposés à tout ce qui était religion, sciences et arts, avaient acquis, sur la question pratique du magnétisme humain, des notions peut-être plus complètes que celles que nous possédons aujourd'hui.

Les malades, guéris dans les temples en subissant l'influence directe et salutaire du magnétisme, ou en se soumettant aux prescriptions des sujets magnétiques lucides, croyaient devoir leur guérison à la divinité du lieu, et lui consacraient une tablette de marbre, sur laquelle étaient écrites, en lettres d'or, la nature de la maladie et celle de la médication salutaire. Les médecins grecs, arabes, et les romains eux-mêmes dotèrent leur pays d'un grand nombre de ces tablettes, et plusieurs auteurs, notamment *Strabon* et *Pline*, auxquels *Sprengel* se réunit, pensent que c'est à ces tablettes que l'on doit l'origine de la médecine ordinaire.

Les monuments qui constatent l'action curative du magnétisme, chez les peuples anciens, sont en très-grand nombre : Dans celui qu'on appelle temple d'Isis, on voit trois personnages: l'un est

couché sur un lit ; un second, lui pose la main
gauche sur la poitrine, et a la main droite élevée et
ouverte, tandis qu'un troisième personnage, qui
fait face au second, et que celui-ci regarde, tient
sa main droite au-dessus de la tête, les trois premiers doits relevés, les deux autres pliés ; le geste
et la pose du dernier personnage sont très signi-
ficatifs et font comprendre aux *initiés* la toute puissance de l'action magnétique.

Le temple d'*Isis* consacré à la nature, contenait
des *hiéroglyphes* dont la traduction n'est que la
science du magnétisme : ici, on voit un homme
placé sur un lit, et devant lequel un autre promène, à distance, la main droite de la tête aux
pieds ; là, un autre est soumis aux mêmes pratiques,
mais il est placé sur un siége dans l'attitude d'un
homme endormi ; plus loin, un opérateur des mystères égyptiens tient un pot de fleurs dans la main
gauche, et de la droite exerce l'action magnétique,
en agissant du haut en bas. Ailleurs, c'est un vase
rempli d'un liquide, qui reçoit la même influence.

Quatre siècles, à peu près, avant Jésus-Christ,
vivait le grand HIPPOCRATE, médecin du temple
d'*Esculape*, qui, après s'être instruit de toutes les
connaissances de l'école de *Cos*, et probablement
même de celle de *Cuides*, devint médecin voyageur,
il sut assimiler à son génie les matériaux précieux
renfermés dans les temples, en classant et coor-

donnant les maladies et les remèdes, dont les noms se trouvaient gravés sur les tablettes en lettres d'or que les malades avaient consacrées aux divinités des temples après leur guérison ; et c'est ainsi qu'il légua à l'admiration des siècles un monument impérissable dont se glorifieraient de nos jours, ceux mêmes qui crient bien haut que l'art de guérir a fait d'immenses progrès. A cette époque aussi, comme à la notre, l'esprit dit philosophique, spéculatif et trompeur, rejetant avec dédain tout ce qu'il ne peut expliquer, avait préparé, par un concours accessoire, la chute de la médecine magnétique.

En faisant la part des abus introduits dans les temples, on peut dire cependant que jusqu'alors la médecine avait une marche moins incertaine, que ces moyens d'investigations étaient plus en harmonie avec la nature. Aussi la puissance *naturelle* et l'*instinct* conservateur méconnus, la santé et la vie n'eurent plus d'espérance que dans les observations, les essais et les expériences que les mourants purent offrir à ceux qui, suivant un nouveau mode, remplirent le ministère médical.

Cependant, la médecine magnétique ne fut pas anéantie ; elle ne pouvait l'être ; et de loin en loin, apparurent des hommes de bien qui l'employaient souvent d'une manière purememt naturelle, toute spontanée, sans s'en rendre compte.

Avicenne, médecin et auteur estimé, qui vivait en 1010, a démontré dans ses ouvrages, que l'âme peut agir non-seulement sur son propre corps, mais encore sur des corps très-éloignés ; elle peut en conséquence les attirer, les fasciner, et les rétablir dans leur équilibre normal.

Ficin, qui écrivait en 1460, dit que l'esprit étant affecté de violents désirs, peut agir, non-seulement sur son propre corps, mais encore sur un corps voisin. au moyen d'une substance vaporeuse qui tient le milieu entre le corps et l'esprit ; non par sa nature, mais par ses fonctions, et pouvant les affecter tous les deux. Si une vapeur ou certain esprit, lancés par les rayons des yeux, ou autrement émis, ajoute-t-il, peut fasciner, infecter, ou autrement, affecter une personne qui est près de vous, à plus forte raison, vous devez vous attendre à un effet plus marqué, quand cet agent découle du cœur, car il peut enlever les maladies de corps et d'esprit.

Pouvait-on, à cette époque, désigner avec plus de précision, le fluide vital magnétique que par ces mots : *Esprit, rayon, vapeur ?* Certes, il est impossible de ne pas reconnaître que *Ficin* avait lui-même pratiqué le magnétisme.

Pomponace, dans son ouvrage, intitulé : *Le traité des effets admirables de la nature,* s'appliqua à prouver que bien des effets que le peuple attribue trop facilement aux démons et aux sortilèges, provenaient de causes naturelles, qu'on n'avait pas encore étudiées. Il n'est pas incroyable, dit-il, que la santé puisse être produite à l'extérieur par l'âme qui la désire ardemment; l'homme a des propriétés salutaires et puissantes, et ces propriétés s'exaltent par la force de la *volonté* et du *désir*; elles sont poussées au dehors par l'évaporation, et produisent sur les corps qui les reçoivent, des effets remarquables, l'âme dit-il, exerce son empire par la transmission de certaines vapeurs extrêmement subtiles, qu'elle envoie au malade. La confiance du malade, contribue à leur efficacité, et leur action est plus sensible sur les enfants, parce que leurs organes sont plus faibles et opposent moins de résistance.

Voilà un écrivain qui décrit parfaitement le magnétisme humain, et depuis son époque à peine en a-t-on dit plus qu'il ne l'a fait lui-même, des *vapeurs*, des *émanations*; on n'avait à cette époque que des expressions semblables pour désigner ce que nous nommons aujourd'hui fluide magnétique.

Henri Corneille Agrippa, médecin-philosophe, publia, en 1524, plusieurs ouvrages traitant des *sciences occultes*, dans lesquels il démontre: Que les passions de l'âme, lesquelles sont très-fortes, non seulement peuvent changer le corps propre, mais peuvent agir sur le corps d'autrui, et guérir ainsi certaines maladies de corps et d'esprit. L'esprit est beaucoup plus puissant que les vapeurs qui s'exhalent du corps, et le corps n'est pas moins soumis à un esprit étranger, qu'à un corps étranger. Il décrit parfaitement les bons effets de la confiance du malade dans la médecine et le médecin ; il est dans l'esprit de l'homme, dit-il, une certaine vertu de changer, d'attirer, d'empêcher et de lier les hommes et les choses à ce qu'il désire ; car tout lui obéit, lorsqu'il est porté à un grand excès de passions ou de vertus ; mais en tant qu'il surpasse ceux qu'il entend lier ; car si se sont ceux qu'il entend lier, qui sont portés par un excès plus grand, ils empêchent et dissolvent les liens.

PARACELSE, médecin-chimiste illustre, pratiqua, en 1530, la médecine magnétique. Il devint célèbre par des guérisons surprenantes de maladies réputées incurables.

Selon cet illustre médecin. l'âme humaine est animée du mens divin, qui lui est donné pour l'immortaliser et la faire vivre spirituellement et individuellement, mais la substance naturelle ou médiateur plastique, qui l'unit au corps matériel, est fluidique et collective.

Il y a dans l'homme deux vies, la vie individuelle ou spirituelle, et la vie commune ou instinctive. C'est par cette dernière, que l'on peut vivre les

uns dans les autres, puisque l'âme universelle,
dont chaque organisme nerveux a une conscience
séparée, est la même pour tous. Nous vivons physiquement de la vie commune et universelle, dans
l'embryonnat, dans l'extase et dans le sommeil.
Dans le sommeil, en effet, la raison n'agit pas,
et la logique lorsqu'il s'en trouve dans nos rêves,
n'y arrive que fortuitement et suivant les hasards
des réminiscences purement physiques.

Le fluide vital universel est la lumière ou l'agent
créateur, dont les vibrations donnent, à toute
chose le mouvement et la vie ; c'est la lumière
astralisée dans les astres, animalisée dans les animaux, humanisée dans les hommes, qui végète
dans les plantes, qui brille dans les métaux, qui
produit toutes les formes de la nature, et les équilibre toutes par les lois de la sympathie universelle ;
c'est cette lumière qui colore le sang en se dégageant de l'air aspiré et renvoyé par le soufflet
hermétique des poumons. Le sang devient alors
un véritable élixir de vie, où des globules vermeils
et aimantés de lumière vivante, nagent dans un
fluide légèrement doré. Ces globules, sont de véritables semences prêtes à prendre toutes les formes
du monde dont le corps humain est l'abrégé ; ils
peuvent se subtiliser et se coaguler, renouvellant
ainsi les esprits qui circulent dans les nerfs, et la
chair qui s'affermit autour des os ; ils rayonnent

au dehors, ou plutôt en se spiritualisant, ils se laissent entraîner par les courants de la lumière, et circulent dans le corps fluidique ou médiateur plastique, ce corps intérieur et lumineux, que la volonté dilate chez les extatiques, en sorte que leur sang va quelquefois colorer à distance des objets que leur corps fluidique pénètre pour se les identifier.

Paracelse, guérissait par *sympathie de lumière*, il appliquait les médicaments non au corps extérieur et matériel qui est tout passif et qu'on peut même tailler et déchirer sans qu'il sente rien quand le corps fluidique vital se retire, mais à ce médium intérieur ou médiateur plastique, à ce corps, principe des sensations dont il ravivait la quintessence par des quintessences sympathiques.

Paracelse, connaissait les MYSTÈRES DU SANG, et savait pourquoi les Orientaux qui veulent inspirer à une femme des inclinations sensuelles, répandent leur sang devant elle ; il savait comment le sang répandu crie vengeance ou miséricorde.

CROLLIUS, grand chimiste, faisait des cures magnétiques dès l'âge de huit ans. En parlant de la faculté magnétique de l'homme, *Crollius* dit : Il y a quelques vertus cachées dans l'esprit de l'homme, lesquelles peuvent changer, attirer et guérir les maladies d'esprit et de corps par un excès de volonté tendue à ce qu'elle veut attirer, changer ou guérir.

Van Helmon, médecin réformateur, pratiqua en 1630, la médecine magnétique avec un grand succès. Il publia plusieurs ouvrages remarquables, et fit des cures surprenantes. Le magnétisme, disait-il, agit partout et n'a rien de nouveau que le nom ; il n'est un *paradoxe*, que pour ceux qui se rient de tout et qui attribuent au pouvoir de Satan, ce qu'ils ne peuvent expliquer.

On donne le nom de magnétisme, disait il, à l'influence occulte que les corps exercent, à distance, les uns sur les autres, soit par attraction, soit par impulsion ; le moyen ou véhicule de cette influence, est un esprit éthéré, pur, lumineux, vital, qui pénètre dans tous les corps et agite la masse des humeurs Il y a dans l'homme une énergie telle, que par sa seule *volonté*, il peut agir hors de lui, imprimer une vertu et exercer une influence durable sur un corps très-éloigné.

L'âme est douée d'une force qui, lorsqu'elle a produit au dehors une substance fluidique. lui imprime une force et peut l'envoyer au loin et la diriger par la volonté ; cette force infinie dans le créateur, est limitée dans la créature, et peut par conséquent être arrêtée par des obstacles.

Les idées revêtues d'une substance fluidique, agissent physiquement sur les êtres vivants par l'intermédiaire du principe vital ; elles agissent plus ou moins, selon l'énergie de la volonté qui les envoie.

Valentin Gréatrakes, homme simple et pieux, parcourut l'Angleterre en 1662, où il fit des cures magnétiques extraordinaires: par l'application de sa main dit le savant *Georges Rust*, il faisait fuir la douleur et la chassait aux extrémités; l'effet était quelquefois très-rapide, et j'ai vu quelques personnes guéries comme par enchantement; si la douleur ne cessait pas d'abord, il réïtérait les frictions. Je peux affirmer qu'il a guéri des vertiges, des maux d'yeux et des maux d'oreilles très-graves, des épilepsies, des ulcères invétérés, des écrouelles, des tumeurs squirrheuses et cancéreuses; je l'ai vu amener à maturité, dans l'espace de cinq jours, des tumeurs qui existaient depuis plusieurs années. Plusieurs maladies ne cédaient qu'à des attouchements réïtérés, plusieurs même résistaient à ses soins.

J'ai vu, dit à son tour *Astétrus*, j'ai vu *Gréatrakes* soulager à l'instant les plus vives douleurs par l'application de sa main; je l'ai vu faire descendre lune douleur depuis l'épaule jusqu'aux pieds, d'où elle sortait enfin par les orteils; je l'ai vu guérir des plaies en les touchant et en les mouillant de salive.

Un petit nombre de malveillants voulurent accuser d'imposture ces guérisons extraordinaires; mais la Société Royale de Londres soutint la *réalité des faits*, et protégea *Gréatrakes* contre ces imputations.

Joseph Glanville, chapelain de Charles II, auteur estimé, a rassemblé sur cet homme singulier, des témoignages qui n'ont point été récusés.

L'Abbé Gassner, d'une santé débile et souffrant depuis plusieurs années, malgré les soins que divers médecins lui avaient prodigués sans succès, eut recours au magnétisme, qui en peu de temps, lui permit de jouir d'une santé parfaite ; il étudia dès ce moment la pratique du magnétisme et fit des cures magnétiques remarquables sur ses paroissiens. Sa réputation s'accrut tellement en Suisse et dans le Tyrol, qu'en moins de deux ans il guérit cinq cents malades affectés de diverses maladies ; il quitta sa paroisse et parcourut plusieurs cantons. en faisant toujours des cures magnétiques. Il se retira à Ratisbonne, où il continua à traiter par le magnétisme, une foule de malades atteints de maladies réputées incurables.

Maxwel, publia en 1673, un traité de médecine magnétique, dans lequel il dit : Le *fluide magnetique universel* maintient et conserve toutes choses dans l'état ou elles sont ; tout ce qui est corps et matière s'il n'est animé par ce *fluide* meurt ; car les corps, servant pour ainsi dire. de base au *fluide vital universel*, il les vivifie ; et c'est par lui qu'ils agissent et qu'ils opèrent.

Le *fluide vital universel*, qui descend du ciel inaltérable et pur, est la source du *fluide vital particu-*

lier, qui existe en toutes choses animées ; c'est ce *fluide universel*, qui forme, qui entretient, qui régénère et multiplie le *principe vital* qui est en toutes choses, et qui donne à toute chose animée la faculté et le pouvoir de se propager. On peut, par des procédés particuliers, le communiquer a tous les corps, suivant leurs dispositions et augmenter ainsi leur vertu.

PECKLIN publia en 1691 un ouvrage intéressant et généralement estimé. Il consacre trois chapitres a la médecine d'attouchement magnétique, il recommande les frictions, et dit que la simple application de la main est très-efficace, par la chaleur qu'elle communique et par les émanations salutaires qu'elle transmet.

MESMER, médecin Allemand, apparut en France en 1778, pour propager la médecine magnétique, qu'il avait étudiée d'après les principes de *Van Helmon* et de *Maxwel*. Il publia divers ouvrages remarquables dans lesquels il constate l'existence d'une substance qui donne la vie, le mouvement, la fixité et la forme a toute chose animée ; cette substance est une *matière première fluidique et universelle* qui anime, qui en se fixant constitue les corps, et qui, se mouvant toujours, modifie et renouvelle les formes.

Cette *matière fluidique* est active et passive ; comme passive elle s'attire elle-même, et comme active elle se projette. Par elle les êtres vivants qui peuplent le monde, s'attirent et se repoussent ; elle passe des uns aux autres, par une circulation comparable à celle du sang. Elle entretient et renouvelle la vie de tous les êtres, elle est l'agent de leur force et peut devenir l'instrument de leur volonté.

Les phénomènes de cohésion, d'élasticité, de densité ou de subtilité des corps sont produits par les diverses combinaisons de fixité et de mouvement du *fluide universel*.

La maladie, comme tous les désordres physiques, résulte d'un dérangement de l'équilibre normal du *fluide vital* dans un corps organisé. Les corps organisés sont ou sympathiques ou antipathiques les uns aux autres, par suite de leur équilibre spécial. Les corps sympathiques peuvent se guérir les uns les autres, en rétablissant mutuellement leur équilibre. Cette propriété des corps de s'équilibrer les uns les autres par l'attraction ou la projection du *fluide vital*, constitue le magnétisme.

Le *fluide magnétique universel*, par ses différents modes d'aimantation, nous attire les uns vers les autres, ou nous éloigne les uns des autres, soumet l'un aux volontés de l'autre en le faisant entrer dans son cercle d'attraction, rétablit ou dérange l'équilibre dans l'économie animale par ses transmutations et ses effluves alternatives, reçoit et transmet les empreintes de la force imaginaire qui est dans l'homme l'image et la ressemblance du verbe créateur, produit ainsi les pressentiments, les visions et détermine les songes.

Mesmer prouva sa théorie par des œuvres, et ses espérances furent couronnées d'un plein succès. Il s'adressa aux corps savants pour qu'ils examinassent sa méthode de médecine magnétique; mais son radicalisme tendant a prouver qu'on peut guérir tous les maux avec un seul remède, le fit honnir de la faculté. La Société Royale de médecine, et l'Académie des sciences, liguées par camaraderie ne firent pas meilleur accueil a sa proposition. Pendant près de quatre ans que dura cette lutte acharnée, il fut bafoué, insulté, vilipendé carricaturé, chansonné, ridiculisé par la vénalité, la suffisance et la déloyauté, avec un égoisme sans exemple.

Ce ne sont pas des ignorants comme on affecte de le dire aujourd'hui, mais des savants, mais des hommes en position dans leur siècle et dans leur pays, qui se sont élevés contre *Christophe Colomb* annonçant un monde nouveau, contre *Copernic* publiant le vrai système des cieux, contre Harvey démontrant la circulation du sang. Ce sont des savants qui, sans doute par des motifs d'une plus haute portée, ont déclaré la guerre au système de *Galilée* et aux théories de *Kepler;* ce sont des savants qui dans des temps plus reculés, ont préparé le poison donné a *Socrale,* et forcé le *philosophe de Stagyre* à se soustraire par un exil volontaire à une destinée semblable. Cependant malgré les calomnies et les persécutions, l'homme de génie remplit sa tache, la vérité s'établit, et bientôt de nouveaux savants vivent alentour, disposés à devenir à leur tour persécuteurs si quelque homme de génie, vient encore troubler le repos stérile auquel ils s'abandonnent.

Malgré l'envie et la haine qu'il avait suscité parmi les savants, *Mesmer,* triompha par ses grands succès auprès du grand monde ; et, soutenu par l'appui chaleureux de la reine, et l'approbation tacite du gouvernement, il s'occupa d'organiser une société, dite de *l'harmonie,* composée de l'élite de la noblesse, dont le nombre des membres s'éleva à *quatre cents,* tous hommes de cœur et de science, qui ouvrirent une souscription pour être initiés à sa doctrine, et pour en répandre les bienfaits.

Mesmer, mis en possession de sommes assez considérables par la générosité de ses élèves, s'occupa d'établir des dispensaires magnétiques dans les principales villes, pour le traitement gratuit des malades. La propagation de ses idées marchait au gré de ses désirs ; la société de l'*harmonie* avait des succursales florissantes où des nombres considérables de malades étaient absolument guéris, ou soulagés d'une manière toute spéciale par le magnétisme, à Versailles, Amiens, Chartres, Strasbourg, Lyon, St-Etienne, Grenoble, Narbonne, Bayonne et Bordeaux ; a Berne, Turin, Malte, St-Domingue et dans diverses contrées de l'Amérique.

Lorsque éclata la révolution de 1789, les disciples de *Mesmer*, tous nobles, la fleur de la gentilhommerie, placée au sommet de l'édifice qui écroulait, s'expatrièrent presque tous ; les autres absorbés par ce drame gigantesque remirent à un autre temps la reprise du *Mesmérisme*.

Mesmer proscrit, revint plusieur fois a Paris, et tenta vainement, sous le directoire, le consulat et l'empire, d'intéresser le gouvernement, pour le rétablissement des dispensaires magnétiques ; se refusant de porter ailleurs sa méthode, il disait : C'est la France qui en a été le berceau, je veux que les autres nations lui en soient redevables.

Les guerres de l'empire avaient condamné *Mesmer* à l'inaction, tous ses amis avaient disparus dans la tourmente révolutionnaire ; vieux, et ne pouvant plus faire de prosélytes, il mourut oublié dans son pays natal, le 15 mars 1815.

Les principaux élèves de *Mesmer* furent : le Czar Alexandre 1er, le comte d'Avaux, Azaïs, Henry de Balzac, l'avocat Bergasse, Berzelins Rouvier de Versailles, Broussais, le philosophe Cabanis, l'Archiduc Charles, le marquis de Chastelluo, le comte de Chastenet, Cuvier, le docteur Deslon, Charles

Fourrier, Gall, Hahneman, le père Hervier, la reine Hortense. Hufeland, Jacoteau, Jussieux, Klugge, le banquier Kormann, le général Lafayette, le médecin de Lamotte, Laplace, Lavater, Ling, Oken, le marquis de Puységur, le comte de Puységur, le procureur général Servaros, Sprengel, Stard, le marquis de Tiffard, Wasington, etc., etc.

Ceux qui marquèrent le plus après sont : Le comte Abrial, pair de France ; le docteur Barthet, Henri de Beaumont, le docteur Bertrand, Brivazac, Chardel, le juge intègre : le docteur Charpignon, Deleuze, le savant modeste et vénéré, le docteur Despine, Ellioston, Esdaille, l'abbé Faria, bramine fameux ; le docteur Frappart, le docteur Garcin, Aubin Gauthier, le docteur Georgel, Guédi, le docteur Koreff, le docteur Lacaussade, Lafontaine, le commandant Lafforgue, Leger, l'abbé Loubert, le comte de Lutzelbourg, le docteur Màille, Joseph Olmer, Ordinaire, le comte Panin, ambassadeur de Russie ; Perrier, le docteur Pigeaire, Pigault-Lebrun, le fécond romancier : le docteur marquis du Planty, le baron du Potet de Sennevoy, le comte de Redern, Ricard, le docteur Rouiller, le docteur Roux, Rovère, Tardy de Montravel, le docteur Teste, Wolfart, etc., etc.

Les adeptes, parmi les célébrités contemporaines, sont : Lord d'Alhousie, ancien gouverneur général, des Indes ; Louis Blanc, le marquis de Boissy, A.

Calmels, l'habile statuaire ; Castel-Blaze, l'abbé Châthel, les académiciens Chomet et J Cloquet, Christine, reine-mère d'Espagne ; Victor Considerant, Crémieux, ancien ministre ; Alexandre Dumas, Duvernoy, membre de l'Institut ; Edgard, Alphonse Esquiros, Léon Foucher, Jules Favre, de Flottes, ancien député ; Mme Eugénie Foa, Franc membre de l'Institut ; le comte French, Mgr Gousset, archevêque de Reims ; le chimiste Grégory, le comte de Guernon-Ranville, ancien ministre ; Hennequin, l'Académicien Husson ; Mme Emile de Girardin, Jobard, conservateur du musée de l'industrie Belge ; le professeur Kühnholtz-Lordat, F. Lachambaudie, l'aimable fabuliste ; le père Lacordaire, le duc de Larochefoucauld, le comte de Las Cases, le vicomte de Lavalette, l'académicien Leduc, l'abbé Léone. Charles Lesseps, le professeur Lordat, le comte Lowenhielm, ancien ambassadeur de Suède : D. Manin, l'ex dictateur Vénicien, Marrast, Melbye, le peintre de marine si goûté; le duc de Montpensier, le prince de la Moscowa, le chimiste Orfila, le comte d'Orsay, Léon Pléé, A Poe, Proudhon, le baron de Reichenbac, l'académicien Rostan, Georges Sand, L. de St-Georges, l'élégant vaudevilliste ; E. de Tocqueville, ancien ministre ; le professeur Trousseau, P. Vincard, le professeur Wil, etc., etc.

Ces personnages sont trop éminents, chacun dans leur sphère, pour se laisser séduire par une chi-

mère ou vouloir tromper le public par une assertion fausse. Pour que de pareils juges se soient prononcés en faveur du magnétisme humain, il a fallu
qu'il s'offrît à leurs yeux sous les traits de la VÉRITÉ
PURE. Enfin, si leurs opinions n'obligent point à
croire, c'est un motif puissant d'étudier, et de se
convaincre par soi-même en pratiquant le magnétisme.

CHAPITRE II

—

MAGNÉTISME UNIVERSEL.

Il n'est plus contesté en physique, que tous les corps, à quelque distance qu'ils se meuvent dans l'espace, n'exercent entr'eux une action mutuelle plus ou moins forte, selon qu'ils sont plus ou moins rapprochés et que leur masse est plus ou moins considérable.; que ce n'est pas par cette action que la nature développe, entretient, conserve tous les corps, et qui augmente, diminue, altère. maintient toutes leurs propriétés.

Le plus grand de tous les mouvements est celui par lequel les corps gravitent les uns vers les autres, et par lequel aussi tous les corps sont le plus généralement et le plus profondément modifiés; mais toute modification, tout changement subi par un corps intéresse nécessairement la conservation de ce corps, c'est-à-dire que ce changement a absolument pour terme de le développer, de l'entretenir ou de le détruire. Prétendre le contraire, ce serait prétendre qu'une modification ne modifie pas, ce serait prétendre que, dans cet ordre universel de choses. où toutes les successions, toutes les reproductions sont le produit du mouvement, il y a des mouvements qui n'opèrent rien.

Ce qui constitue un corps ce qu'il est, ce sont ses propriétés, c'est la manière dont il est organisé ou la manière dont sont combinés entr'eux les éléments qui le composent. Toutes les fois qu'on agit sur un corps, on agit sur ces propriétés ; on les modifie en plus ou en moins, selon qu'il est nécessaire pour le conserver ; si on les altère, on le détruit. Mais les corps qui se meuvent dans l'espace, quelle que soit la distance qui les sépare, ne peuvent s'affecter, se modifier entr'eux, s'il n'existe entr'eux un milieu ou un agent qui transmette réciproquement leur action. Or, comment le vide pourrait-il transmettre une action, un mouvement, devenir pour ainsi dire l'organe de toutes les modifications des corps qui existent dans l'univers ?

Tous les corps existent dans un milieu commun, qui reçoit toutes leurs impressions et qui les transmet de l'un à l'autre. Ce milieu est une *substance fluidique* composée de chaleur, de lumière. d'électricité et de magnétisme. C'est au moyen de cette *substance fluidique*, que la nature entretient, développe et conserve tous les corps, les modifie en agissant d'une manière intime sur leurs propriétés ; c'est l'instrument et l'exécuteur de toutes les lois de la nature, depuis celle qui détermine la marche harmonieuse des sphères, jusqu'à celle qui porte les sensations et la vie à l'insecte le plus ignoré. Cette *substance fluidique* est d'une telle subtilité qu'elle pénètre dans tous les corps, agit dans les organisations les plus déliées comme les plus grossières, et devient partout le moyen de tous les mouvements et la cause de tous les effets.

Tous les corps, quels qu'ils soient, se conservent tous et sont tous modifiés par la même loi ; ils ont par rapport à cette loi qui les conserve et les modifie une organisation commune. Il est évident qu'il existe une propriété, la même chez tous, celle par laquelle cette loi les saisit et les meut, celle par laquelle cette loi les ordonne relativement à un effet universel, et combine toutes leurs actions pour un seul résultat.

Si la loi de la gravitation n'affectait pas dans tous les corps la même propriété, on ne concevrait jamais comment tous ces effets qui émanent de ces corps vont se perdre dans un effet commun ; comment tous ces corps eux-mêmes se modifient par une action réciproque ; et au lieu de l'harmonie féconde que nous voyons régner dans le système du monde, on n'y apercevrait partout, que confusion, désordre et stérilité.

Si les grands comme les petits corps, si les sphères célestes, comme les corps organisés qui existent ou se meuvent sur ces sphères, obéissent à la gravitation universelle, ils ont donc tous une propriété commune pour y obéir ; cette propriété, telle qu'elle est dans les grands corps, doit se retrouver dans les petits, et la manière dont s'affectent et sont affectés les petits corps ne peut différer de la manière dont les grands corps eux-mêmes s'affectent et sont affectés. Or, comment les grands corps s'affectent-ils entr'eux ? Absolument comme deux aimants qu'on met en présence l'un de l'autre : plus on rapproche ces aimants, et plus le *fluide magnétique* qui sort des pôles de l'un entre avec impétuosité dans les pôles de l'autre, et plus, l'attraction entre les aimants devient forte. De même, plus deux corps célestes s'approchent, plus ils s'attirent, et plus leur action réciproque est considérable, parce que le *fluide* qui est l'intermède de leur action, et dans lequel les corps sont plongés et pénétrés de toute part, entraîne sûrement alors les deux corps l'un vers l'autre. Or, le *fluide* ne peut les entraîner l'un vers l'autre, s'il n'existe pour eux, comme pour l'aimant des points d'introduction ou des pôles qui rendent le *fluide* ou qui le reçoivent. Autrement, qu'arriverait-il ? Que, contre la vérité des phénomènes, il serait impossible aux corps célestes de s'attirer ; car, si le *fluide* qui sort de l'un ne rencontrait dans l'autre aucun point d'introduction, aucun pôle pour le recevoir. il rejaillirait sur l'autre, si on peut se servir de cette expression, et les corps ne s'attireraient pas, mais se repousseraient en raison de leur proximité.

On ne peut contester l'action d'un corps sur un autre, ou la gravitation d'un corps sur un autre ; on est forcé de reconnaître que le moyen de cette action ou de cette gravitation est un *fluide* ; il faut donc que l'on convienne qu'il y a dans les corps des pôles ou des points d'introductions déterminés pour recevoir ce *fluide*, ou bien ce ne sera plus l'attraction ou la gravitation universelle que l'on concevra, mais la répulsion universelle, c'est-à-dire le contraire de ce qui est dans la nature.

Si les sphères célestes ont des pôles ou des points d'introduction, si c'est par le moyen de ces pôles que s'opère le phénomène de la gravitation universelle entre eux, les autres corps organisés, les hommes, les animaux, les plantes, ont donc aussi des pôles ; car les hommes, les animaux, les plantes, éprouvent, comme tous les autres corps, les effets de la gravitation universelle, et sont profondément modifiés par cette gravitation ; ils ont,

pour éprouver ces effets, la même propriété qu'ont
les grands corps que les éprouvent; la seule différence qu'il y ait entre les pôles des grands corps et
les leurs, c'est que leurs pôles, qui sont aussi les
organes de leur sens, sont mobiles, tandis que les
pôles des grands corps ne le sont pas ; les pôles des
uns ne sont destinés qu'à recevoir et à restituer une
action uniforme et déterminée, tandis que les pôles
des autres sont destinés à recueillir tout ce qui les
environne et à répandre au dehors une multitude
infiniment variée d'impressions.

La *substance fluidique universelle*, que pénètre
toutes les organisations au moyen des pôles ou des
points d'introduction qui sont destinés à la recevoir,
n'agit pas dans chacune de la même manière.
Comme son action est de développer, de maintenir tous les êtres suivant leur nature, on comprend
que, cette nature étant partout plus ou moins dis-
semblable, elle ne doit agir dans chaque être que
conformément à son économie particulière.

Les êtres d'une même espèce, et ceux qui dans la
même espèce ont plus de ressemblance dans leurs
constitutions, exercent, les uns sur les autres, une
action plus profonde, plus puissante et plus étendue, car les êtres d'une même espèce, et ceux qui
dans leur espèce sont très-analogues, travaillent et
affectent de la même manière le milieu dans lequel
ils sont plongés, et qui les pénètre en tous sens ;

ils se renvoient mutuellement les mêmes impressions, et le *fluide* qu'ils se transmettent, étant
modifié d'une façon toute semblable, porte dans
leur constitution physique les mêmes habitudes :
d'où il résulte que les êtres d'une même espèce,
dans les circonstances ordinaires de leur durée, ne
se nuisent pas physiquement entr'eux, qu'ils sont
plus ou moins disposés à vivre en société ; que
beaucoup d'hommes assemblés finissent par obéir
aux mêmes impressions ; que là haine, la colère,
la peur, sont des passions contagieuses qui se
communiquent avec une telle rapidité qui tient
quelquefois du prodige. D'où il résulte aussi que,
lorsqu'on rentre dans une assemblée où tout est
composé pour l'indignation, on sent, malgré soi,
son organisation se composer aussi pour le même
sentiment ; que lorsque l'on sort de cette assemblée,
si on entre dans une société de gens modérés, on
sent encore, malgré soi, son organisation s'apaiser
et se composer pour des affections tranquilles ;
que la douleur d'autrui nous affecte physiquement ;
que si nous sommes délicatement constitués, toutes
les sensations qu'éprouve en notre présence un
être malade, nous les éprouvons quelquefois comme
lui ; que la pitié nous donne tous les maux que
nous voyons souffrir à nos semblables ; qu'elle est
plus active, plus involontaire chez l'homme qui
réfléchit peu, qui n'a pas altéré les dispositions

5 *

naturelles de son organisation, que chez l'homme qui a forcé son imagination a subir le travail de son esprit et de sa volonté.

Les hommes d'une même société sont disposés à recevoir comme involontairement les mêmes opinions, les mêmes préjugés, et à contracter les mêmes habitudes ; ils ont toujours moins de force d'esprit, des pensées moins originales, un caractère moins décidé que les hommes isolés qui ont longtemps vécu dans la solitude, qui ont de très-bonne heure disposé leur imagination pour recevoir l'action des grands objets de la nature, qui n'ont jamais été modifiés que par des sensations puissantes et profondes ; ces hommes au milieu du monde, demeurent plus que d'autres étrangers aux impressions que le monde rassemble, presque toujours malheureux de leur force et souffrant de leur génie.

Ce jeu si varié, si étonnant des organisations les unes sur les autres, au moyen duquel la nature départ à chaque individu les modifications qui conviennent à sa conservation et à son développement, avec lequel elle prépare à chaque espèce les habitudes qu'il lui faut pour qu'elle s'entretienne et se perpétue ; ce jeu donne lieu à des réflexions aussi neuves qu'intéressantes ; et en étudiant ces immenses résultats, on reconnaît qu'il n'est que l'effet infiniment simple d'une cause infiniment simple aussi, mais infiniment puissante par sa simplicité.

C'est toujours cette *substance fluidique*, ce milieu avec lequel la nature fait tout, qui, se trouvant semblablement ou diversement modifiée, en raison de l'analogie ou de la différence des organisations dans laquelle elle est reçue, opère les phénomènes si nombreux que, dans leur action réciproque, ces organisations offrent à notre curiosité. Tantôt cette *substance fluidique* dispose les êtres à l'imitation, tantôt elle les dispose de manière qu'ils se contrarient; mais comme la nature veut essentiellement l'ordre et l'harmonie, comme en général tous les *fluides* tendent à se mettre en équilibre, de même que, troublés par plusieurs mouvements, ils finissent par se composer pour un seul; en général aussi, le *fluide universel*, se composant pour une action commune, tend toujours à mettre les êtres animés, comme tous les autres êtres, dans une relation uniforme entre eux, et, quelque soit d'abord leur peu de correspondance, les dispose insensiblement pour les mêmes impressions.

La vie, résultant du mouvement, ne peut se conserver que par la succession et le perfectionnement des formes. La science du mouvement perpétuel est la science de la vie; cette science a pour objet la juste pondération des influences équilibrées. Tout renouvellement s'opère par la destruction; ainsi toute génération est une mort, et toute mort une génération. Le principe universel de la vie est un mouvement substantiel, ou une *substance* éternellement et essentiellement mue et motrice, invisible et impalpable, à l'état volatil, et qui se manifeste matériellement en se fixant par les phénomènes de la pôlarisation. Cette *substance* est indéfectable, incorruptible et par conséquent immortelle. Mais ces manifestations par la forme sont éternellemet changées par la perpétuité du mouvement : ainsi, tout meurt, parce que tout vit, et, si l'on pouvait éterniser une forme, on arrêterait le mouvement, et l'on aurait créé la seule véritable mort.

Le *fluide vital universel* est l'élément qui se manifeste par les phénomènes de chaleur, de lumière, d'électricité et de magnétisme, qui aimante tous les globes et tous les êtres vivants. Ce *fluide* est une vibration perpétuelle. La force qui la met en mouvement, et qui lui est inhérente, se nomme magnétisme. Dans l'infini, cette *substance fluidique*, est l'éther ou la lumière éthérée. Dans les astres qu'elle aimante, elle devient lumière astrale ; dans les êtres organisés lumière ou *fluide magnétique*. Dans l'homme elle forme le médiateur plastique. Cet *agent universel*, par ses différents modes d'aimantation, nous attire les uns vers les autres, ou nous éloigne les uns des autres ; soumet l'un aux volontés de l'autre, en le faisant entrer dans son cercle d'attraction ; rétablit ou dérange l'équilibre dans l'économie animale, par ses transmutations

et ses effluves alternatives ; reçoit et transmet les
empreintes de la force, de la volonté, qui est dans
l'homme l'image et la ressemblance du Verbe Créateur ; produit ainsi les pressentiments et détermine les rêves. La science des prodiges est la connaissance de cette *force*, et l'art de faire des prodiges
est tout simplement l'art d'aimanter ou d'illuminer
les êtres suivant les lois du magnétisme universel.

CHAPITRE III

—

MAGNÉTISME HUMAIN.

Puisqu'il est démontré, que c'est par le *magnétisme universel* que tous les êtres sont conservés et animés, qu'ils agissent magnétiquement les uns sur les autres avec d'autant plus d'énergie qu'ils sont plus analogues ; c'est en étudiant les lois du *magnétisme universel* et de son analogie avec le *magnétisme humain* qu'on peut trouver les lois de la conservation de tous les êtres organisés et qu'on peut déterminer avec quelque certitude les moyens qu'il convient de mettre en œuvre pour les rétablir quand leur organisation est altérée.

C'est de cette étude que doit résulter et résulte en effet le véritable art de guérir, art jusqu'à présent si conjectural de l'aveu du petit nombre d'hommes de génie qui s'en sont occupés. Or, qu'est-ce que c'est que le *magnétisme humain*? Pas autre chose que la faculté relative à l'action du *magnétisme universel*, que l'influence analogue à l'action du *magnétisme universel*, considérée dans les êtres animés.

Comment s'y prendrait-on pour nous prouver que cette faculté, que cette influence n'existe pas et ne peut agir sur les êtres animés et que ce n'est pas au moyen de cette faculté que les êtres se conservent et se développent, et que c'est hors des lois qui conservent les êtres animés qu'il faut aller chercher les principes qui doivent constituer l'art de les préserver ou de les rétablir?

Nous ne parlerons pas ici des changements qu'opérera dans tout le système de nos connaissances physiques, la connaissance exacte et pratique du *magnétisme humain*. Nous démontrerons, par rapport à l'homme considéré d'une manière individuelle, que le *magnétisme humain* est une action bienfaisante, parce que tous les êtres agissent les uns sur les autres, et qu'ils se modifient entr'eux; parce que de la connaissance de la loi qui les modifie, résulte la connaissance des lois qui les développent et qui les conservent.

Le *magnétisme humain*, est l'action où l'influence réciproque de tous les hommes entre'eux, au moyen

du *fluide universel*, de leur *fluide magnétique* indi-
viduel ou collectif. Cette influence est plus ou
moins considérable, en raison de leur analogie et
de leurs distances.

L'influence magnétique d'un homme est plus ou
moins étendue, selon qu'il détermine des mouvements plus ou moins généraux dans le *fluide universel*, qui l'environne et dont il est suffisamment
pénétré ; cette influence est plus ou moins profonde, selon que le mouvement imprimé au *fluide
universel* est, relativement, plus ou moins considérable. Ainsi, le soleil imprime un mouvement
incomparablement plus fort au *fluide universel* que
la lune ; mais parce que la lune est beaucoup plus
voisine de nous que le soleil, son mouvement sur
le *fluide universel*, est par rapport à nous plus fort
que celui du soleil, et dès lors son influence sur
notre organisation devient plus active et plus
pénétrante.

Tant qu'un corps organisé est dans cet état
d'équilibre qui constitue la santé, il ne sent pas
l'action du magnétisme universel ou l'influence
qui tend sans cesse à maintenir cet équilibre. Un
corps organisé est malade, les choses changent : un
corps organisé n'est malade, que parce qu'il n'y a
plus d'équilibre entre les parties qui le composent.
Mais, dès que l'équilibre par lequel un tel corps
est conservé, ne subsiste plus, il faut absolument

que ce corps se dissolve ; comme il faut qu'un
édifice s'écroule aussitôt que l'équilibre qui en
maintient toutes les parties, cesse d'exister. Cependant le corps organisé, qui a perdu son équilibre,
ne se dissout pas toujours, et cela parce qu'il existe
dans la nature une force qui tend continuellement
à le ramener à son premier état. Cette force est
le *magnétisme universel* qui, par un mouvement
général, tend continuellement à corriger les désordres que les mouvements particuliers ont produit.
Ainsi, tandis que par son défaut d'équilibre, le
corps organisé lutte sans cesse vers la destruction,
cette force en le rappelant à l'équilibre, agit sans
cesse pour sa conservation.

Mais de là, il résulte : une action constante de
la cause qui détruit sur la force qui conserve, une
réaction constante de la force qui conserve sur la
cause qui détruit ; de là l'impossibilité d'une action
uniforme de la part de la force qui conserve, puisque à chaque instant elle est heurtée par la cause
qui détruit ; de là, deux manières d'être, se succédant et se contrariant sans cesse dans le corps
organisé, l'une produite par la force que conserve,
et l'autre par la cause qui détruit ; de là, enfin,
la douleur, qui, par une suite d'affections pénibles,
exprime la différence de ces deux manières d'être,
et par la douleur, le magnétisme devenant sensible,
de la même façon que toute autre force devient

sensible quand elle rencontre une résistance. Or le *magnétisme humain* ne peut produire des sensations dans les corps organisés, que lorsqu'ils sont malades ; parmi les êtres scumis à son action, il n'y a que les êtres qui sentent la douleur ou qui souffrent, qui peuvent servir à constater son existence et ses effets réparateurs et conservateurs.

La nature veut toujours guérir puisqu'il existe en elle un mouvement réparateur qui tend sans cesse à se reproduire ; c'est toujours la nature qui guérit. car si le mouvement réparateur et conservateur, dont nous parlons, n'éxistait pas dans son sein, nous demandons comment on s'y prendrait pour opérer une guérison.

La nature ne guérit que par des crises, c'est-à-dire par un combat entre elle et le mal qu'elle veut détruire, combat qu'il importe de favoriser en rendant l'action de la nature plus énergique au moyen du *magnétisme humain* ou d'un agent *thérapeutique* bien connu par ses effets qui peut augmenter infailliblement son action. Mais si nos maux ne cèdent pas toujours à l'action de la nature, c'est que ses efforts sont impuissants pour les détruire. Il faut donc aider la nature ; or, elle ne peut être aidée que de *deux manières:* 1° en diminuant, par des moyens qui lui sont étrangers, l'obstacle que s'oppose à son action ; 2° en rendant son action contre cet obstacle plus pénétrante et plus energique.

La *première manière* est celle de la médecine ordinaire, telle qu'on la pratique aujourd'hui ; cette *manière* est nécessairement dangereuse, parce qu'il est impossible, quoiqu'on en dise, de la faire résulter de règles certaines. Pour qu'elle résultât de règles certaines, il faudrait qu'elle fournît un moyen constant de trouver dans le corps organisé le lieu où réside l'obstacle qui s'oppose au mouvement réparateur de la nature ; il faudrait, de plus, qu'elle fît connaître exactement comment agissent les remèdes qu'on peut employer pour vaincre cet obstacle, et la quantité de leur action dans chaque circonstance donnée ; or, qui osera dire qu'il existe dans la médecine ordinaire un moyen constant de trouver cet obstacle ? qui osera dire que cet obstacle n'est pas souvent caché de telle sorte qu'il échappe à la sagacité la plus exercée ? Qui est-ce, nous le demandons, qui a mesuré l'action des remèdes à travers la prodigieuse variété des tempéraments et des âges ? Si on ne peut rassembler que des doutes, et sur le mal qu'on veut combattre, et sur l'effet des ressources que l'on met en œuvre pour le détruire ; oh ! combien de fois ne peut-il pas arriver qu'on se trompe, et sur le mal et sur le remède, qu'on agisse contre la nature qui veut guérir et non contre le mal dont on est empressé de suspendre les progrès.

Pour l'homme de génie, la médecine n'est que

l'art d'assembler assez souvent d'heureuses conjectures; mais dans les mains de l'homme qui n'a
point de génie qu'est-il ? Quand on mesure ses
ravages, n'est-on point tenté cent fois de le regarder comme le droit funeste de dicter des prescriptions.

La *seconde manière* d'aider la nature est d'augmenter son action sur le mal qu'on veut détruire ;
celle-là ne peut être qu'une action bienfaisante,
qui tend sans cesse à maintenir, dans chaque corps
organisé, cet équilibre précieux qui le constitue
ce qu'il doit être : rendre l'action de la nature plus
énergique, c'est donc faire en sorte que le mouvement par lequel elle rappelle tous les êtres à l'équilibre, s'applique d'une *manière* plus immédiate et
plus déterminée à tel ou tel corps ; c'est donc agir
nécessairement pour que tel ou tel corps retrouve
son équilibre quand il l'a perdu ; c'est donc agir
nécessairement, d'après la loi qui les conserve ; et
l'art qui apprend à faire usage de cette loi et
à en accroître au besoin l'énergie, n'est que l'art
d'employer la nature qui ne peut pas vouloir le
mal et qui fait sans cesse effort pour le combattre.

Si on parvient à rétablir ou à soulager des organisations malades, en n'employant d'autre moyen
que *l'influence* qui résulte de la gravitation ou de
l'action mutuelle de tous les êtres entre eux, en
soumettant simplement ces organisations par un

procédé spécial, d'une *manière* plus immédiate qu'elles ne le sont ordinairement, à cette *influence salutaire* ; or, il est démontré que *l'influence universelle* qui résulte de l'action réciproque de tous les êtres entr'eux est vraiment le moyen par lequel la nature développe et conserve tous les êtres ; qu'il existe dans tous les corps organisés une propriété qui les rend susceptibles de cette influence ; qu'il est possible d'augmenter l'énergie de cette propriété par le *magnétisme humain* ; que la vraie médecine ne peut être autre chose que la connaissance et la pratique des procédés qu'il faut mettre en œuvre pour accroître cette énergie ; ainsi donc, on reconnaîtra l'efficacité du *magnétisme humain*, toutes les fois qu'on opérera sur un être malade un soulagement ou une guérison avec les procédés qui résultent de la connaissance du magnétisme.

Mais à côté du *magnétisme humain*, n'y aurait-il pas une cause à laquelle on pourrait attribuer les guérisons et les soulagements qu'on croit devoir à son application ? *L'imagination,* par exemple, ne serait-elle pas toute seule ce qu'on supposerait produit par l'emploi de ce moyen ? On sait combien l'imagination est puissante, et il a des exemples rares, sans doute, mais frappants, des révolutions qu'elle peut opérer dans une organisation malade. *L'imagination,* considérée dans ses effets physiques, est une faculté qui modifie notre organisation, de manière à lui faire éprouver en l'absence des objets, des impressions semblables à celles qu'on doit à leur présence, ou en la présence des objets, des impressions ou plus fortes ou plus faibles que celles que les objets peuvent naturellement produire.

L'imagination, se mêle plus ou moins, mais presque toujours avec diverses sensations que nous éprouvons. Nous avons rarement des sensations simples, c'est-à-dire qu'à la sensation qu'un objet produit, se mêle très-ordinairement le souvenir d'une sensation éprouvée. Un danger rappelle un autre danger, un plaisir un autre plaisir ; le souvenir de la peine autrefois ressentie, rend plus insupportable la peine dont nous sentons actuellement les atteintes : nous comparons sans cesse et par un jugement très rapide et ce que nous sommes et ce que nous fûmes, il n'est presque aucune des impressions que nous recevons qui ne se trouve ainsi modifiée en plus ou en moins par les impressions que nous avons reçues.

L'imagination ne peut existor sans la mémoire, c'est-à-dire sans cette faculté qui lie le passé au présent, qui constitue le moi de chaque être et qui fait que les instants de leur durée ne demeurent pas épars pour ainsi dire, mais se succèdent et s'enchainent pour composer une seule vie. L'imagination n'est cependant pas la mémoire ; la mémoire

rappelle les sensations, les idées passées, l'imagination les ajoute aux sensations, aux idées présentes
pour en augmenter ou diminuer l'intensité ; mais
l'âme opère sur le travail de l'imagination et en
rectifie presque toujours les résultats.

L'imagination dans l'homme malade peut faire
du bien ou du mal ; elle fera du bien, si en se livrant
à des impressions agréables et douces, elle développe son organisation, car elle aidera l'action
conservatrice de la nature, qui, comme on l'a vu,
ne conserve qu'en développant ; elle fera du mal,
si en se livrant à des impressions importunes et
chagrines, elle contraint son organisation car l'action conservatrice de la nature n'a qu'une influence
bien faible sur une organisation contrainte, et dont
une cause quelconque empêche le développement.

L'imagination fait plus souvent du mal que du
bien car dans l'état actuel des choses, nous avons
plus souvent à craindre qu'à espérer, nous recueil-
lons plus d'inquiétudes que de jouissances. Sitôt
que nous sommes affectés par la douleur, habituée
à rassembler plus d'idées pénibles que d'idées con-
solantes, l'imagination nous nuira donc plus qu'elle
nous servira ; l'homme du peuple, l'homme qui
vit aux champs, quant il est malade, guérit
bien plus vite et mieux que l'homme qui vit
dans le monde ; et pourquoi ? parce que son
imagination presque nulle, n'ajoute rien à ses maux

réels ; il souffre sans se tourmenter, et la nature lorsqu'elle n'est pas détournée par des remèdes mal administrés, se rétablit avec la vie dans son organisation, comme un fleuve arrêté quelques instants par un obstacle imprévu, reprend par le simple mouvement de ses eaux son cours accoutumé.

L'imagination soit qu'elle fasse du bien, soit qu'elle fasse du mal, ne peut être excitée que par des idées ou des sensations nouvelles. Pour l'obliger à se mouvoir, il lui faut ou parmi les objets sensibles, ou parmi les objets intellectuels, un objet qu'elle n'ait point aperçu et qui éveille, par une impression soudaine, ou sa vigilance ou sa curiosité ; mais toute sensation longtemps prolongée, toute idée longtemps présente la laisse sans activité ; elle a fait pour une telle sensation au moment ou elle l'a éprouvée, pour une telle idée au moment ou elle l'a reçue, tout ce qu'elle pouvait faire, et à côté de cette sensation, de cette idée, elle demeure constamment en repos à moins que d'autres sensations, d'autres idées, en se mêlant à celles-là et en leur donnant un autre caractère, ne la contraignent à s'en occuper encore.

Il est possible, que l'imagination dans certains cas, seconde les effets du magnétisme humain ; mais il est très-possible aussi qu'elle contrarie ou trouble son action. Les effets du *magnétisme humain* ne peuvent être confondus avec ceux de l'i-

magination, car il faudrait que les procédés que le magnétisme humain met en œuvre, fussent de nature à ne jamais laisser reposer l'imagination et à l'entretenir dans une perpétuelle activité ; il faudrait que les maladies soulagées ou guéries par le magnétisme humain. fussent toutes d'une telle espèce, qu'elles pussent offrir sans cesse, à l'imagination quelque moyen d'exercer son empire ; il faudrait enfin que les individus malades, traités par le magnétisme humain, se rétablissent d'autant plus promptement qu'ils auraient une imagination plus puissante et plus énergique. Or, rien n'est si simple, si uniforme, et d'une monotonie fatiguante que les procédés pratiques du magnétisme humain ; la médecine ordinaire met au moins quelque variété dans les remèdes qu'elle emploie, et chaque remède non encore éprouvé devient pour l'imagination des malades une occasion de rassembler des espérances nouvelles ; mais avec le magnétisme vous agissez le premier jour comme le dernier et nous ne comprenons pas trop comment l'imagination peut-être exaltée par des moyens qui sont toujours les mêmes. et qu'il est impossible de varier dans leur application.

Mais parmi toutes les maladies qui altèrent, dépravent ou tourmentent l'espèce humaine, il nous semble qu'il en est un grand nombre sur lesquelles l'imagination n'a que bien peu d'empire. Apprenez-nous comment l'imagination peut guérir un aveugle, un sourd ou un homme blessé, peut dissiper une cécité, une surdité. peut guérir une plaie? Apprenez-nous encore ce qu'elle peut dans la plupart des maladies aigues, et surtout lorsque les fonctions du cerveau se trouvant embarrassés, elle n'a plus elle-même la liberté d'agir? Dans les maladies chroniques, démontrez-nous sa puissance sur des épilepsies anciennes, des obstructions invétérées, des hydropisies? Si vous le pouvez tâchez de nous faire comprendre comment elle se développe dans une tête apoplectique? Et si dans toutes ces circonstances vous êtes forcé de convenir que son action est ou indifférente ou molle, et si on vous prouve au contraire que dans ces mêmes circonstances le magnétisme guérit ou soulage, nous vous le demandons, comment vous y prendrez-vous pour établir que le magnétisme humain et l'imagination ne sont qu'une même chose? On cite que certaines maladies ent été dissipées même des paralysies partielles ou totales, par l'imagination; mais on ne pourra prouver que le magnétisme et l'imagination ne diffèrent pas entre eux, qu'autant qn'on fera observer qu'ils agissent de la même manière ; or, l'imagination n'a jamais soulagé ou guéri, s'il faut adopter les faits infiniment rares qu'on rapporte à l'appui de cette assertion, qu'en opérant dans le corps organisé des révolutions subites; car elle ne peut soulager ou

guérir de cette manière, puisqu'elle n'a de force et
ne devient très-active qu'autant qu'une impression
soudaine la met en jeu ; mais si le magnétisme humain soulage ou guérit autrement, s'il agit graduellement et par nuances sur les organisations
qui lui sont soumises, s'il lui faut plusieurs jours,
plusieurs mois, une année, et quelquefois même
plusieurs années pour rétablir une organisation
malade, comment pourra-t-on nous prouver que le
magnétisme et l'imagination ne sont qu'une même
chose. surtout lorsqu'il est constaté journellement
que des malades sont soulagés à leur insu, leur
laissant complètement ignorer qu'on exerce sur eux
une action magnétique.

Comment prouvera-t-on encore que le magnétisme et l'imagination sont une même chose, quand il
est acquis à l'expérience de plusieurs siècles, que
le magnétisme humain produit des effets d'autant
plus rapides et d'autant plus salutaires, que l'individu sur lequel on essaie ses procédés, est doué
d'une imagination qu'on ébranle plus difficilement?
Que l'homme qui vit dans les sociétés convul-
sives des grandes villes est plus longtemps rebelle
a son action que l'homme qui vit dans les champs,
et celui-ci, plus que l'enfant dont la raison repose
encore, et ce dernier plus que l'animal qui ne connaît d'autres lois que celle qui lui a donné la nature? D'où il résulte que le magnétisme humain

existe à part de l'imagination, puisque toutes les maladies récentes ou chroniques sont guéries ou soulagées par sa puissance, et que, parmi les êtres organisés ceux qui ont une imagination qu'il est moins aisé d'émouvoir, éprouvent ses effets bienfaisants avec une facilité plus grande. Il est donc incontestable que le magnétisme humain est la médecine la plus efficace qu'on doit adopter, parce que le magnétisme humain, considéré comme l'art de conserver, résulte des principes que nous avons développés.

Les nombreuses guérisons opérées sur tous les points de la terre par le magnétisme humain, ne peuvent plus être contestées, et pour opérer toutes ces guérisons a-t-on choisi des malades dont l'imagination fut lente, paresseuse, rebelle, plutôt que des malades dont l'imagination fut souple, impétueuse, docile ? Non ! Dans tous les âges, dans toutes les classes de la société, sur tous les tempéraments, sur tous les animaux, comme sur les hommes, le magnétisme humain a distribué son influence bienfaisante. Pour opérer toutes ces guérisons, a-t-on choisi des organisations faiblement altérées et dont le rétablissement fut facile ? Non ! Il n'est presque aucun des individus qui ait eu recours au magnétisme humain qui ne lui doive une meilleure existence, et qui avant d'en avoir éprouvé les effets salutaires, n'ait épuisé les ressources de la médecine ordinaire. Donc s'il est une chose sur laquelle il ne faille plus former de doutes, c'est celle-ci : que le magnétisme humain est non-seulement susceptible d'être physiquement démontré, mais même que les preuves physiques de son existence et de son utilité, sont irrévocablement acquises.

Le magnétisme humain nous fait comprendre aujourd'hui les prodiges et les effets merveilleux des sciences occultes des anciens : les faits de seconde vue, les inspirations, les guérisons soudaines, les pénétrations des pensées et les obsessions magnétiques de près ou de loin, sont maintenant des choses avérées et familières même à nos enfants. Mais on avait perdu la tradition des anciens ; on croyait à des découvertes nouvelles, on cherchait le dernier mot des phénomènes observés ; les têtes s'échauffaient devant des manifestations sans portée ; on subissait des fascinations sans les comprendre. *Mesmer* est venu dire aux *ignorants* : Ces prodiges ne sont pas nouveaux ; vous pouvez en opérer même de plus grands, si vous étudiez les lois secrètes de la nature. La connaissance de ces lois donnera une nouvelle carrière ouverte à l'activité et à l'intelligence de l'homme, le combat de la vie, organisé de nouveau avec des armes plus parfaites, donnera au monde de véritables médecins.

Le magnétisme humain ne peut plus être de nos

jours l'art des fascinations, des prestiges : on ne trompe maintenant que ceux qui veulent être trompés. Mais l'incrédulité étroite et téméraire de notre siècle reçoit tous les jours des démentis donnés par la nature elle-même. Nous vivons environnés de faits de prévisions, de phénomènes et de cures magnétiques ; le doute et l'ignorance les niaient autrefois avec témérité, la science aujourd'hui les explique.

CHAPITRE IV

—

FLUIDE MAGNÉTIQUE.

Le fluide magnétique humain, est une émanation du médiateur plastique qui constitue et maintient l'alliance de l'âme avec le corps. Ce fluide est une force qui entraîne la communication secrète de tous les appareils nerveux entre eux ; de là naissent la sympathie et l'antipathie ; c'est l'élément vital qui se manifeste par les phénomènes de chaleur, de lumière, d'électricité et de magnétisme, qui aimante tous les êtres vivants. Cet agent par sa double polarité, dont l'une attire, tandis que l'autre repousse, dont l'une produit le chaud, l'autre le froid, nous attire les uns vers les autres, ou nous éloigne les uns des autres par ses différents modes d'aimantation, soumet l'un aux volontés de l'autre, en le faisant entrer dans son cercle d'attraction ; rétablit ou dérange l'équilibre dans l'économie animale, par ses transmutations et ses effluves alternatives ; reçoit et transmet les empreintes de la force imaginaire, qui est dans l'homme l'image et la ressemblance du Verbe ; produit ainsi les pressentiments, détermine les rêves, la seconde vue et les visions extra-naturelles chez les sensitifs, les extatiques et les somnambules magnétiques. Aussi, le fluide magnétique universel, est-il saturé d'images et de reflets de toutes sortes que notre âme peut évoquer et soumettre à son diaphane ou médiateur plastique. Ces images nous sont toujours présentes, et sont seulement effacées par les préoccupations de notre pensée pendant l'état de veille qui rend notre imagination inattentive, au panorama mobile du fluide universel. Quant nous dormons, ce spectacle se présente de lui même, à nous, et c'est ainsi que se produisent les rêves ; mais si une volonté dominante, veille pendant notre sommeil, ces rêves incohérents et vagues peuvent être transformés selon la volonté en songes ou visions.

Le fluide magnétique universel est l'*élément vital* dont les vibrations donnent à toute chose, le mouvement et la vie, qui produit toutes les formes de la nature, et les équilibre toutes par les lois de

la sympathie ou de l'analogie; c'est ce fluide
lumineux qui colore le sang en se dégageant de
l'air aspiré et renvoyé par le soufflet hermétique
des poumons; le sang devient alors un véritable
élixir de vie, où des globules vermeils et aimantés
nagent dans un fluide vital légèrement doré. Ces
globules peuvent se subtiliser et se coaguler,
renouvellant ainsi les esprits qui circulent dans
les nerfs, et la chair qui s'affermit autour des os;
ils rayonnent au dehors, ou plutôt en se subtilisant;
ils se laissent entraîner par les courants du fluide
magnétique, et circulent dans le corps fluidique ou
médiateur plastique, ce corps intérieur et lumineux que l'imagination dilate chez les extatiques,
en sorte que le sang va quelquefois colorer à distance des objets que leur corps fluidique pénètre
pour se les identifier.

Nous vivons dans la vie, ce milieu ambiant intellectuel, qui entretient dans les hommes et les
choses une solidarité nécessaire et perpétuelle;
chaque cerveau est un ganglion, une station du télé-
graphe névralgique universel, en rapport constant
avec sa station centrale et avec toutes les autres,
par les vibrations de la pensée. Le soleil spirituel
éclaire les âmes, comme le soleil astral éclaire les
corps, car l'univers est double et suit la loi des
couples. Le stationnaire ignorant interprète mal
les dépêches divines, et les rend d'une façon sou-

vent fausse et ridicule. Il n'y a donc que l'instruction, et la vraie science qui puissent détruire les
superstitions, et les non-sens répandus par les
ignares traducteurs placés aux *stations de l'enseignement.*

Notre cerveau, tout phosphorescent de fluide
vital, est plein de reflets et de figures sans nombre.
Quand nous fermons les yeux, il nous semble
qu'un panorama, tantôt brillant, tantôt sombre et
terrible, se déroule sous notre paupière. Un malade
atteint de la fièvre, ferme à peine les yeux pendant
la nuit, qu'il est ébloui souvent par une insupportable clarté. Notre système nerveux qui est un
appareil électrique complet, concentre la lumière
vitale dans le cerveau, qui est le pôle négatif de
l'appareil, ou le projette par les extrémités, qui
sont les pointes destinées à remettre en circulation
notre fluide vital. Quand le cerveau attire violem-
ment une série d'images analogues à une passion
qui a rompu l'équilibre de la machine, l'échange
de la lumière ne se fait plus, la respiration du
fluide vital, s'arrête, et la lumière, dévoyée, se
coagule en quelque sorte dans le cerveau. Aussi
les fous et les hallucinés, ont-ils les sensations les
plus fausses et les plus perverses.

Les fous, les épileptiques, les cataleptiques, les
hystériques, ont des facultés exceptionnelles, sont
sujets à des hallucinations contagieuses et produi-

sent parfois, soit dans l'atmosphère, soit chez les personnes et les objets qui les entourent, des commotions et des dérangements. L'halluciné projette ses rêves autour de lui, le corps s'environne de ses reflets rendus difformes par les souffrances du cerveau ; il se mire en quelque sorte dans la lumière ou fluide universel, dont les courants excessifs agissent à la manière de l'aimant.

Rien ne peut donner une idée plus juste et plus facile à saisir de l'envahissement magnétique d'un corps étranger par l'électricité vitale intelligente, que la machine électrique, rassemblant le fluide sur son conducteur, pour en obtenir une force brute qui se manifeste par des éclats de lumière. Ainsi l'électricité accumulée sur un corps isolé, acquiert une puissance de réaction égale à l'action, soit pour aimanter, soit pour décomposer, soit pour enflammer, soit pour envoyer ses vibrations au loin. Ce sont là des effets sensibles de l'électricité brute produite par des éléments bruts ; mais il y a évidemment, chez l'homme, une électricité correspondante produite par la pile cérébrale. Cette électricité qui est le *milieu ambiant de l'univers* incorporel, a besoin d'être étudiée avant d'être admise par la science, qui ne connaîtra rien du grand phénomène de la vie avant cela.

Un agent unique entretient la vie dans toute la nature ; cet agent est actif chez les êtres intelligents et passif chez les autres, car ce qui est actif agit sur ce qui est passif et lui emprunte même sa force. L'homme peut prendre au lion sa vigueur, au singe son agilité et son adresse ; il peut aussi imposer au lion et au singe sa propre volonté, et s'en servir comme d'instruments : tout cela est une question de magnétisme.

Le fluide magnétique de l'homme est une émanation de son médiateur plastique ou principe vital, dont la volonté et le désir, déterminent l'émission et l'action ; ce fluide n'est arrêté ni par la distance, ni par les corps opaques ; il s'insinue dans le corps des malades, il s'attache aux parties en désordre pour y rétablir l'harmonie ; il s'empare du germe des maladies à l'état d'incubation, pour les faire avorter. En le dirigeant sur une partie du corps qui n'est pas malade, il va frapper à l'instant et directement celles que le sont et celles qui renferment un principe de maladie récent ou ancien.

Le fluide magnétique humain est invisible pour nous, mais tous les somnambules magnétiques lucides affirment qu'il est visible pour eux ; ils le voient sortir des mains et du coups de leur magnétiste, comme une flamme de gaz ou des étincelles légères de feu, qui viennent voltiger sur la région frontale, les yeux et l'épigastre.

Les opinions divergentes de plusieurs magnétistes, sur la puissance de la volonté et sur l'action du fluide magnétique humain, ont fait surgir plusieurs écoles de magnétisme ; il s'en est formé trois : les *spiritualistes*, les *fluidistes* et les *éclectiques*.

Les spiritualistes nient l'existence du fluide magnétique humain, et attribuent tous les phénomènes du magnétisme à la volonté seule, ne considérant que la partie psychologique du magnétisme, ils jettent leurs somnambules dans le *monde des esprits*. On doit se méfier de la lucidité des somnabules, que les magnétistes mettent trop souvent en rélation avec *l'esprit des morts*, pour satisfaire la curiosité puérile et indiscrète des personnes qui les interrogent ; car pour une vérité on a généralement cent mensonges. D'ailleurs on n'a aucun moyen de contrôle pour les révelations de cette nature ; il est donc prudent de n'y croire qu'avec réserve, lorsqu'elles ne sont pas sollicitées

Sur les choses que notre science en cette vie ne saurait atteindre, on ne peut raisonner que par hypothèses L'humanité ne peut rien savoir de surhumain, puisque le surhumain est ce que dépasse la portée de l'homme ; les phénomènes de décomposition qui accompagnent la mort semblent protester au nom de la science contre ce besoin inné de croire à une autre vie qui a enfanté tant de rêves. La science, cependant, doit tenir compte de ce besoin, car la nature, qui ne fait rien d'inutile, ne donne pas aux êtres des besoins qui ne doivent pas être satisfaits. La science donc, forcée d'ignorer, doit supposer au moins l'existence de choses qu'elle ne connait pas, et ne saurait mettre en doute la continuation de la vie après le phénomène de la mort, puisque rien de brusquement interrompu ne se fait remarquer dans la grande œuvre de la nature, que suivant la philosophie, n'agit jamais par soubressauts. A ce sujet, le regrettable M. Louis Lucas faisait une remarque très-judicieuse. La nature disait-il, ouvre à la vie toutes ses portes, en ayant soin de les refermer derrière elle pour qu'elle ne recule jamais. Voyez la sève dans les plantes, voyez les sucs nourriciers dans l'alambic des entrailles, voyez le sang dans les veines : un mouvement régulier les pousse toujours en avant, et, lorsqu'ils sont passés, les conduits se resserrent et s'étranglent. Les vivants d'une sphère supérieure, ajoutait-il, ne peuvent pas plus retomber dans la notre que l'enfant déja né ne peut rentrer au sein de sa mère.

Tant que dure cette enfance de la raison moderne qu'on appelle le moyen-âge, les forces secrètes de la nature, les phénomènes du magnétisme, les hallucinations surtout, dont les cloîtres sont l'abondante pépinière, font croire à l'influence presque continuelle des esprits. Les morts remuent, les tombeaux parlent, sans qu'on s'avise de soupçonner qu'on a inhumé des vivants. La raison sommeille, la critique est absente, la science est muette. L'Evangile seul brille au milieu de ces ténèbres profondes, comme une lampe toujours allumée dans une église pleine d'épouvante et de mystères. Or, l'Evangile déclare que les morts ne peuvent et ne doivent jamais revenir ; que l'ordre de la Providence s'y oppose. Voici le texte qu'on ne saurait trop répéter pour l'apposer aux rêveries et aux hallucinations des *spirites* ; on le trouve vers la fin du seizième chapitre de Saint-Luc.

« Suivant l'ordre de toutes choses, entre vous et nous, le grand chaos s'est affermi ; en sorte que d'ici ON NE PEUT ALLER VERS VOUS, et que, de là où vous êtes, ON NE PEUT VENIR ICI. » (C'est Abraham qui parle aux mauvais riches.)

Les FLUIDISTES excluent la vonté des moyens qui déterminent les effets du magnétisme, et les attribuent uniquement au fluide magnétique lancé par les centres nerveux, à l'aide de *passes* ou *gestes*, et de l'*imposition des mains*. Ils n'envisagent que le côté physiologique du magnétisme, et l'abus qu'ils font des phénomènes de ce genre altèrent la lucidité et la santé des sujets qui servent à leurs expériences. Leur manière de procéder est horriblement fatigante : nous en avons vu quelques-uns, se composer un visage satanique, grimacer et se tordre comme *Santeuil*, ce moine fanatique dont parle

BIBLIOTHÈQUE NATIONALE — R. F. — IMPRIMÉS

7

Boileau, qui, dit-il, lorsqu'il braillait du latin, ressemblait au diable que Dieu force à louer les saints; d'autres, se gonfler comme la grenouille dont parle la fable, et presque tous suer sang et eau.

Les ÉCLECTIQUES prétendent que tous les phénomènes du magnétisme sont le résultat de l'action simultanée de la volonté et du fluide magnétique. En embrassant le magnétisme dans sa double nature, ils accordent à l'esprit et à la matière ce qui leur est dû et ils évitent ainsi les écueils des deux autres écoles.

La volonté et le fluide magnétique, disent-ils, sont si intimement unis et tellement inséparables, qu'il n'y a pas de volonté magnétique sans épanchement de fluide et d'émission efficace du fluide magnétique, sans l'intervention de la volonté.

La négation de l'existence du fluide magnétique humain est une erreur.

L'exclusion de la volonté dans les phénomènes physiologiques, est un non-sens.

L'étude, l'observation et tous les effets du magnétisme, prouvent que les éclectiques sont dans le vrai.

CHAPITRE V

—

Les médecins ont longtemps nié, par esprit de spéculation, l'existence du magnétisme humain ; ce n'est qu'après une longue résistance, et pliant sous le poids des *faits*, qu'ils l'ont accepté, comme phénomène *psychologique* et *physiologique* seulement ; sans doute parce que, considéré sous ce point de vue, il ne touche pas à leur *clientèle*, mais ils persistent à lui refuser la *vertu curative*, et repoussent surtout la *lucidité des somnambules* pour reconnaître les maladies, leurs sièges, leurs causes et les remèdes qu'il faut y appliquer.

Lorsqu'il s'agit d'expliquer les phénomènes du magnétisme, il ne faut pas avoir la prétention d'arriver à une définition mathématique, dans tous les cas, lors même que les explications de ces phénomènes seraient erronées, les *faits n'en restent pas moins une preuve évidente du vrai*. Or, parce qu'on ne peut pas absolument expliquer un *fait* on n'a pas le droit de le nier, et, au lieu de dire · « *ce n'est pas vrai* » on ferait mieux de dire : « *nous voulons voir et observer* ». Or, pour prononcer sur la *valeur médicale du magnétisme*, il faut témoigner de sa compétence autrement que par des dénégations hazardées; il faut en étudier et en observer par soi-même les phénomènes. L'erreur est facile et fréquente pour ceux qui se hâtent de prononcer, sans examen, ou après un examen superficiel, ce qui est encore plus nuisible et souvent sans remède.

Les cures et les phénomènes magnétiques paraissent si extraordinaires, que les personnes qui ne les ont pas vus ne peuvent y croire sur un simple récit, et que celles qui les ont vus, ont besoin de les revoir plusieurs fois, tant, d'après les connaissances actuelles, elles semblent dépasser les bornes du possible.

En ce moment, plus que jamais, les esprits pourraient être rangés en trois catégories, relativement à la question qui nous occupe : les *incrédules*, les *enthousiastes* et les *timorés*.

Incrédule, on persiste à nier systématiquement

les faits les mieux avérés ; on crie à l'imposture, à
l'imagination : comme si l'imagination, dès qu'elle
produirait de semblables phénomènes, ne serait
pas elle-même un phénomène plus étonnant que
tous ceux qu'on veut bien lui attribuer ! Quelquefois, cependant, en présence des faits qui se passent sous ses yeux, l'incrédule rentre en lui même
et dit : *Il y a là quelque chose ;* mais aller plus loin,
serait, selon lui, compromettre l'honneur de sa
raison.

Enthousiaste, au contraire, on ne trouve de vérité de certitude que dans le magnétisme. On y
cherche, avec témérité, la réponse à des questions
que l'esprit humain ne saurait résoudre ici-bas.
Eblouie par l'éclat des phénomènes, l'intelligence
perd, en quelque sorte, la faculté de voir. Dans
l'impossibilité où elle est de tout concilier, de ramener à un seul faisceau les traits de lumière qui
lui arrivent de toute part, elle s'arrête aux apparences, sans se mettre en souci des contradictions.
De là, ces théories où se trouvent confondues pêle-
mêle les notions les plus distinctes, l'esprit et la
matière, l'âme et le fluide, Dieu et le monde ;
théories auxquelles rien ne fait défaut, comme
on le voit, le bon sens excepté !

Timoré, on s'exagère les dangers du magnétisme ;
on redoute les connaissances sorties d'une source
aussi suspecte, et l'on croit y entrevoir ces lueurs

perfides que le *malin* fait briller aux yeux de l'homme, pour le séduire et l'égarer ; comme si donner les conseils les plus salutaires, démontrer l'immortalité de l'âme, en faisant mieux ressortir sa nature, proclamer bien haut la sagesse infinie de cette lumière divine devant laquelle la lucidité des *voyants* n'est qu'une ombre, comme si tout cela pouvait être inspiré par l'esprit des ténèbres ! Non, il n'est pas donné à un esprit déchu de troubler l'empire de Dieu ! Non, les choses inconnues ne s'expliquent pas par des choses impossibles ; non, il n'est point donné à des êtres de tromper, de tourmenter, de séduire, de tuer, même les créatures vivantes de Dieu, les hommes, déjà si ignorants et si faibles, et qui ont tant de peine à se défendre contre leurs propres illusions. L'homme est lui-même le créateur de son ciel et de son enfer, et il n'y a pas d'autres démons que nos folies. Les esprits que la vérité châtie sont corrigés par le châtiment et ne songent plus à troubler le monde. Si Satan existe, ce ne peut-être que le plus malheureux, le plus ignorant, le plus humilié et le plus impuissant des êtres.

La première propriété du magnétisme humain, est éminemment *curative*, et remplit son but principal. *Les résultats de cette propriété sont certains et jamais nuisibles, si le magnétiste est expérimenté et animé d'une charité ardente.*

La seconde propriété du magnétisme humain, au moyen du somnambulisme lucide, rend à l'esprit du malade toute ses facultés, et rectifie ses écarts de l'état ordinaire ; elle vient en outre puissamment en aide à la première, pour les maladies du corps, en donnant aux somnambules la faculté de découvrir et d'indiquer les remèdes spécifiques. *Cette propriété donne des résultats immenses, certains si on en fait usage avec prudence et toujours dans un but moral et utile ; mais incertains, trompeurs, et souvent nuisibles, si on veut la faire au profit des intérêts, de ses passions ou de celles d'autrui.*

Le magnétisme humain met en mouvement, chez un malade, la force vitale affaiblie, déréglée ou suspendue, et provoque la crise indispensable, pour rétablir l'harmonie dans le corps. Le principe vital affaibli ou déréglé sous les milles formes que prend la maladie, rien d'étonnant que le magnétisme s'applique d'une manière également efficace, à toutes ses formes et guérisse tous les genres de maladies.

Il faut cependant reconnaître qu'il existe des cas dans tous les genres de maladies, qui exigent le secours des remèdes ; la Providence a mis à notre disposition le somnambulisme magnétique, pour les découvrir et les indiquer d'une manière certaine ; mais dans ces cas, les remèdes ne sont que des auxilliaires, et le magnétisme reste toujours la base du traitement et l'auteur principal de la guérison.

L'expérience prouve que le magnétisme humain peut guérir : *les fièvres, les inflammations, les névralgies, les névroses, les spasmes ou convulsions, les essouflements, les flux, les rhumatismes, les douleurs, les paraplégies, l'épilepsie, la folie,* lorsqu'elle est provoquée par l'invasion du sang au cerveau, *les idées fixes, les mélancolies, la monomanie, l'hystérie,* les maladies *cachectiques, les difformités, les exostoses, les tumeurs, les engorgements articulaires, les plaies,* etc., etc., pourvu toutefois qu'il n'y ait pas d'organes essentiels à la vie de profondement atteints, comme : par exemple dans la phthisie au dernier degré ; ce serait alors avoir la prétention de rendre à un organe la partie détruite, et de faire du magnétisme un créateur, au lieu d'un réparateur.

Le magnétisme humain se fait un jeu de guérir tous les genres de maladies, chez les enfants de tout âge ; son efficacité est infaillible, pour faire disparaitre les difformités constitutionnelles ; pour régulariser la circulation des fluides et des humeurs ; pour équilibrer les fonctions des organes ; pour détruire les stagnations sanguines et lymphatiques ; pour déterminer le travail de la dentition tardive ; pour donner le jeu aux articulations et pour développer le défaut de la parole.

En rectifiant l'organisation d'un enfant par l'action du magnétisme bien dirigé, on peut modifier son caractère, diriger ses penchants, déterminer même le développement de ses facultés intellectuelles, et préparer de loin les idées dont il doit s'occuper un jour.

Le préjugé qui existe contre l'emploi du magnétisme humain, vient de l'ignorance où l'on est de sa *vertu curative* : son efficacité dans les maladies réputées incurables, a souvent donné les plus brillants succès dans les cas les plus désespérés. Il opère en général des guérisons permanentes. Il est vrai que dans certains cas il a échoué ; il faut l'attribuer à *l'inexpérience* de certains magnétistes, et à *l'ignorance* où en sont les malades des *propriétés* et des *effets* du magnétisme. Le mal fait éprouver aux malades des douleurs que le magnétisme ne fait que reproduire, avec des modifications insensibles ou violentes ; si ces modifications sont insensibles, le malade croit que le magnétisme ne peut rien sur lui ; si elles sont violentes, il pense qu'il lui fait du mal. Dans le premier cas, le malade cesse de se faire magnétiser par découragement ; dans le second cas, il est retenu par la crainte.

C'est une idée généralement reçue, que le magnétisme humain produit plus d'effets sur les tempéraments nerveux que sur les autres tempéraments. L'expérience démontre qu'il agit aussi directement et aussi puissamment sur les tempéraments bilieux, sanguins ou lymphatiques que sur les tempéraments nerveux et athléthiques. Cela ressort de la nature de ses propriétés, puisqu'il s'applique également et aussi efficacement à toutes les maladies.

Les tempéraments nerveux offrent des effets plus ostensibles, plus bizarres que les autres tempéraments. Les tempéraments sanguins éprouvent parfois des effets très-violents, moins effrayants à la vue, mais plus dangereux que ceux qu'éprouvent les tempérants nerveux.

Les tempéraments bilieux et lymphatiques présentent une insensibilité apparente, et les effets qu'ils éprouvent sont toujours faibles, a moins d'une complication de maux ou d'un cas particulier. Cette insensibilité extérieure expose souvent les malades à se décourager s'ils n'ont une confiance à toute épreuve dans la puissance du magnétisme.

Les effets du magnétisme humain sont imprévus, variables à l'infini, et jamais identiques, mais toujours salutaires, si le magnétiste est expérimenté et animé d'une *charité* ardente. Ces effets se manifestent généralement à l'extérieur, par des indices plus ou moins saillants ; parfois ces indices sont inappréciables ; mais les effets salutaires n'en sont pas moins réels.

Les effets magnétiques qui se manifestent le plus ordinairement chez les malades, sont: chaleur ou froid dans les membres, ou accélération ralentissement de la respiration, augmentation ou diminution de la circulation, baillements, spasmes, convulsions, céphalalgie, roideur des membres, insensibilité, oppression, soupirs, rires convulsifs, déglutition fréquente et difficile, sécheresse de la gorge ou afflux plus ou moins considérable de salive ; la tête s'arque convulsivement en arrière ou se penche en avant ; clignotement des paupières, rougeur ou extrême paleur du visage . augmentation de la transpiration ; souvent sueur abondante à la paume des mains.

Les effets qui se produisent chez les malades qui sont en somnolence magnétique, sont : sommeil léger, appelé somnolence magnétique, engourdissement des membres et du tronc, difficulté et quelquefois impossibilité de se soutenir, trouble des sens ; dans quelques cas, ouverture brusque des paupières. fixité des yeux, dilation, immobilité de la pupille, qui ne se contracte pas même par le contact du doigt sur le globe occulaire ; parfois contraction des muscles faciaux et tremblement nerveux dans les mains, et les membres inférieurs.

Les effets qui se produisent chez les malades qui sont en somnambulisme magnétique, sont : Etat magnétique complet ou apparence d'un sommeil profond, qui n'est qu'un mode particulier d'exister ; vue au travers des corps opaques, dite seconde vue ; prévisions de toute nature, c'est-à-dire en dehors des choses de leur propre conservation et souvent pour d'autres personnes ; fermeture d'un, ou plusieurs sens simultanément ou successivement aux impressions extérieures, avec transposition de l'un d'eux, vers des organes doués ou chargés d'autres fonctions; ainsi, on peut voir sans les yeux, entendre sans les oreilles à de grandes distances et y prendre connaissance de ce qui s'y passe; connaissance exacte du temps écoulé pendant qu'on est resté dans cet état et oubli total de ce qui s'y est passé. Chez quelques malades, mais rarement, *extase* ou ravissement de l'esprit, privation de la parole, interruption de tous rapports par les sens, même par le toucher; vue de lieux éloignés et connaissance de ce qui s'y passe, à l'instant même; la chaleur du corps diminue, et le pouls cesse de battre. L'extase diffère essentiellement de l'état magnétique lucide, et lui est supérieure.

Le magnétisme humain produit encore une infinité d'effets de détail, qui ne sont que la conséquence de ceux qui viennent d'être indiqués, et qu'il serait trop long et presque impossible de préciser. Il faut laisser à la nature le soin de produire ces effets, car elle seule peut juger de leur opportunité; il faut la laisser entièrement libre de les prolonger ou de les développer, de les transporter d'une partie du corps dans une autre, ou de les suspendre; c'est un travail mystérieux que le magnétiste doit respecter, qu'il est seulement appelé à déterminer par son action, et à soutenir par l'amour de guérir.

Les effets du magnétisme humain, se manifestent généralement, par trois espèces de crises : crises sans sommeil ; crises en somnolences ; crises en somnambulisme.

On appelle crise, un redoublement de souffrances ; ce redoublement aide les efforts de la nature chez le malade, pour le délivrer du mal. Les efforts de la nature réussissent assez généralement, lorsque le mal est à son origine, et ne constitue qu'une indisposition ; mais si ces efforts sont impuissants, alors commence la maladie. Quand la maladie est devenue grave et ancienne, par l'insuffisance des moyens qu'on a employés pour la combattre, presque tous les efforts de la nature échouent et le malade conserve ses maux, ou succombe. Parmi ces malades, il y en a bon nombre, qui ont des intuitions, des visions, des pressentiments, et on les taxe d'extravagants, d'hallucinés, de fous ; il n'en est rien pourtant. Ces prétendues hallucinations, ne sont que le cri de la nature, qui appelle le magnétisme à son secours ; il est bien rare que ces malades ne soient pas guéris par son action salutaire.

Les crises magnétiques sont internes ou externes, visibles ou invisibles, faibles ou fortes ; pendant leurs cours, toutes les maladies latentes ou déclarées, anciennes ou récentes, se réveillent, se développent, prennent de l'intensité, et parcourent leurs diverses périodes pour disparaître sans retour. Aussi le malade est-il souvent étonné, et quelquefois effrayé, de ressentir d'anciennes douleurs, qu'il croyait éteintes pour toujours.

Si la maladie est récente ou accidentelle, les effets du magnétisme sont prompts, et parfois d'une rapidité qui tient du miracle. Si la maladie est ancienne, qu'elle soit passée à l'état chronique ou constitutionnel, les effets du magnétisme peuvent être fort lents, mais ils sont toujours efficaces, en ce sens qu'ils modifient, en mieux, l'état du malade, s'il y a impossibilité de le guérir ; ce qui arrive malheureusement trop souvent, parce que l'on n'a recours en général au magnétisme qu'après avoir perdu tout espoir dans la médecine ordinaire, et qu'elle vous a déclaré *incurable*. De nombreuses cures magnétiques, opérées sur ces prétendus incurables, prouvent heureusement qu'il ne faut jamais désespérer de la puissance curative du magnétisme humain.

Les effets du magnétisme se produisent après la magnétisation chez certains malades et ne sont que la continuation visible du travail de la *nature*, qui, sans cesse attentive, fortifiée et mise en jeu par le magnétisme, les détermine quand ils sont nécessaires, et cela sans le concours de la *volonté* du

.magnétiste. et en son absence ; de même qu'elle provoque ceux qui sont invisibles et passent inaperçus

Un des effets du magnétisme, le plus infaillible et le plus favorable, puisqu'il ne se produit que lorsque la guérison est certaine, ou tout au moins qu'un grand soulagement est assuré, c'est l'impatience du malade de voir arriver son magnétiste.

Cet effet résulte de l'intérêt que porte le magnétiste à son malade ; intérêt infiniment plus vif que celui du médecin ordinaire, car les procédés qu'il emploie partent tous du cœur. et le forcent à s'identifier avec le malade. L'affection du malade pour son magnétiste, prend également sa source dans le cœur ; celle qu'il paraît ressentir pour le médecin ordinaire a pour principe la peur de la mort. L'entraînement du malade vers son magnétiste, cesse avec la maladie qui lui a donné naissance ; cet entraînement a le besoin pour base et la nature pour moteur. Tant que le malade sent que le magnétiste lui est nécessaire et lui fait du bien, un sentiment instinctif de conservation le pousse vers lui ; dès qu'il est guéri, il s'en éloigne, et cette espèce d'attraction cesse pour faire place à un sentiment de reconnaissance, plus souvent d'indifférence, et quelquefois d'ingratitude. Si l'entraînement du malade survivait à la guérison, ce serait aussi déplorable pour l'un que pour l'autre.

Un grand nombre de magnétistes s'exagèrent leur puissance magnétique ; cette puissance est immense, il est vrai, si on en fait un noble et salutaire usage ; mais elle se brise comme verre, si l'on veut en abuser ; elle n'est réelle qu'autant qu'on l'exerce dans l'intérêt des malades, et toujours selon les lois de la nature.

Beaucoup de gens se sont récriés sur la prétendue *inconstance des effets magnétiques*, et sur l'*impossibilité de leur appliquer les lois physiologiques*. Mais si ces gens-là, forts esprits, sans doute, avaient voulu commencer par constater l'insuffisance scientifique de la plupart des travaux opérés sur la physiologie humaine, par les médecins modernes ; s'ils avaient voulu comprendre, que le moindre médecin qui a un peu observé, en sait plus long que n'en indiquent ces traités pleins de matérialisme ; s'ils avaient voulu mettre en présence et faire réagir l'une sur l'autre, toutes les causes physiques et psycho-physiologiques, causes diverses appelées improprement morales , causes que peuvent *modifier à l'infini les effets magnétiques :* la question du magnétisme, au point de vue pratique, serait mieux comprise et plus connue des hommes qui s'occupent des sciences utiles.

Beaucoup de personnes n'osent avoir recours au magnétisme, parce qu'il n'a pas encore pris rang dans la science médicale ; jusqu'à présent ses phénomènes *psychologiques* s'y opposent. Quant à ses procédés pratiques, c'est bien différent ; on peut affirmer aujourd'hui que, malgré les opinions divergentes des vrais magnétistes sur certains points, ils forment une science qui a ses règles fondamentales *sanctionnées par l'expérience*, et qui ne peuvent être infirmées par des exceptions qui tiennent à la diversité de l'organisation humaine, mais qui cependant ne s'écartent pas d'une loi générale.

On ne peut raisonner sur le magnétisme humain, que par déduction, en s'appuyant sur une série de *faits* incontestables. Du reste la médecine ordinaire n'est autre chose qu'une science conjecturale, fort .incertaine. et sujette a de nombreux et déplorables démentis, de l'aveu même de ses plus chauds partisans. N'est-il pas alors inconséquent de la préférer, dans un grand nombre de cas, au magnétisme, qui n'offre pas les mêmes inconvénients, et d'exiger pour l'accepter, une démonstration pour ainsi dire mathématique?

Quand des personnes dignes de foi affirment aux médecins avoir été gueries par le magnétisme, ces messieurs répondent: « Quelle folie ! pouvez-vous croire à de semblables absurdités et à ceux qui les débitent ? Vous étiez malade imaginaire, ou, si votre maladie était réelle et que vous soyez rétablis, ce n'est pas au magnétisme qu'il faut l'attribuer : c'est que vous deviez guérir. » Ces messieurs

pourraient avoir raison, s'il s'agissait de quelques
cas isolés, de cures éparses et rares ; mais le magnétisme offre des guérisons en foule. Convenez,
dès-lors, que les magnétistes sont des gens bien
heureux ou bien habiles. pour arriver presque
toujours à point nommé lorsque le malade doit
guérir, surtout quand il est incontestable qu'on
ne les appelle qu'après avoir épuisé toutes les ressources de la médecine ordinaire.

L'histoire est parsemée de phénomènes et de
cures magnétiques ; si on ne les nie pas, tout inexplicables qu'ils sont, pourquoi nier ceux qui se
reproduisent tous les jours sous nos yeux ? Est-ce
parce qu'ils n'offrent aucune explication scientifique à la mode des théories du jour ? Ils méritent
d'autant plus l'attention, qu'ils justifient la réalité
de tous les faits prétendus surnaturels à nos yeux,
que la tradition nous a transmis probablement
dénaturés par l'ignorance et la superstition ; mais
lorsque le magnétisme humain sera généralement
connu, on connaîtra facilement la cause de ces
faits prétendus surnaturels.

Le but du magnétisme humain n'est pas de donner des soirées divertissantes ou lucratives, de
faire voyager sans utilité les somnambules, au moyen de la transmission de la pensée ; de les faire
jouer aux cartes, de les foudroyer, de martyriser
leur corps à tout propos pour prouver leur insen-

sibilité, de les exercer à la pénétration de la pensée des assistants ; de les soumettre enfin à une foule d'expériences plus absurdes et plus dangereuses les unes que les autres ; ces expériences, faitès dans de pareilles conditions, ne peuvent que fatiguer les sujets, égarer les opinions et dérouter la science. On ne joue pas impunément avec les mystères de la vie et de la mort, et les choses qu'on doit prendre au sérieux doivent être traitées sérieusement et avec la plus grande réserve.

L'unique but du magnétisme est de guérir les maladies et par les révélations que nous apporte le somnambulisme lucide, de nous apprendre à mieux nous connaître, et à nous conduire en hommes de bien en pratiquant la *charité* dans toute sa plénitude.

CHAPITRE VI

—

SOMNOLENCE MAGNÉTIQUE.

La somnolence magnétique est un état intermédiaire entre l'état ordinaire et le somnambulisme magnétique. Elle s'obtient assez communément : sur cent malades magnétisés, on peut la produire sur la moitié au moins. Dans cet état, les yeux sont fermés comme dans le somnambulisme ; le malade conserve l'ouïe et la sensibilité, mais ces deux sens sont infiniment plus développés que dans l'état ordinaire.

La somnolence magnétique mérite d'être étudiée attentivement, parce qu'elle sert d'introduction au domaine du somnambulisme, dont elle nous fait entrevoir tous les phénomènes en les réflétant dans l'intervalle des crises qu'elle provoque. Le malade éprouve un bien-être délicieux, d'autant plus précieux pour lui qu'il se le rappelle au sortir de cet état, avantage que ne présente pas le somnambulisme, qui ne laisse aucun souvenir après lui.

Les phénomènes physiologiques que présente la somnolence magnétique, sont presque aussi remarquables que ceux du somnambulisme ; mais si on cherche à déterminer la lucidité magnétique, elle ne donne généralement aux malades que quelques éclairs fugitifs de lucidité pour leur santé, et parfois, mais bien rarement, pour la santé des autres.

Il existe des degrés dans la somnolence magnétique, comme dans le somnambulisme ; elle se rapproche de lui et a des points de ressemblance tels que parfois on la confond avec cet état plus complet. Si elle devient ancienne, le malade passe de la somnolence au somnambulisme pour quelques instants seulement et les expériences que l'on fait pour jouir de la lucidité momentanée sont mêlées d'erreurs et de vérités.

Quelquefois, un malade, à peine dans l'état de somnolence magnétique, manifeste l'humeur la plus noire. Il est profondément triste et verse de grosses larmes sans rien dire ; il s'imagine voir un précipice qui s'ouvre devant lui, et fait, pour l'éviter, les plus pénibles efforts. D'autres, au contraire, montrent une gaîté folle ; leur imagination est prodigieusement exaltée Mille choses bizarres et nouvelles se présentent à leur esprit. Ils sont dans une sorte de délire, voisin de l'hallucination : ils jouent, dansent, disent des extravagances, et ne peuvent rester un moment en repos. Malgré ces transports, celui qui se trouve dans un tel état n'est peut-être pas éloigné de la lucidité. On peut l'y conduire, en modérant l'action du fluide sur une organisation trop vive et trop impressionnable. Quelquefois même, il est assez lucide, au milieu de son exaltation, pour dire combien de fois il faut qu'il soit magnétisé, avant d'arriver à un calme qui lui permette de diriger sa lucidité.

Il est des maladies, dans lesquelles le malade étant en état de somnolence ou de somnambulisme magnétique, se magnétise lui-même avec une intelligence suprême. Ce phénomène n'a lieu, en général, que chez les personnes jeunes et non encore formées, chez lesquelles la nature est trop paresseuse ou trop faible pour activer le développement du corps.

Nous avons vu souvent des malades en état de somnolence ou de somnambulisme magnétique, reproduire les scènes de leur vie qui avaient donné naissance à leurs maladies. Il est impossible de ne pas tomber en admiration devant ce travail mystérieux, où la nature ramène le mal à son origine, lorsqu'il est ancien, pour le vaincre aussi facilement que s'il était récent. Ce phénomène nous fait comprendre tout le merveilleux de l'organisation du corps humain.

CHAPITRE VII

—

Le somnambulisme magnétique n'est ni un état de veille, ni un état de sommeil absolument parlant ; mais c'est une combinaison de ces deux états, c'est un mode particulier d'exister, et lorsque les deux principes qui donn.nt l'*intelligence* et la *vie* seront compris et bien définis, on trouvera facilement une dénomination qui donnera une idée précise de ce mode particulier d'exister.

L'homme est un être intelligent et corporel, fait à l'image de Dieu et du monde, un en essence, triple en substance, immortel et mortel. Il y a en lui une *âme spirituelle*, un *médiateur plastique* et un *corps matériel*.

L'Ame est une substance indivisible et réagissante sur elle-même ; cette substance est uniforme et rationnelle, d'une condition élevée bien au-dessus de tous les corps matériels ; elle est indépendante de toutes les lois corporelles ; c'est pourquoi elle n'est point sujette à division et à multiplication par parties. L'*âme* vient immédiatement de Dieu, et se joint au corps matériel au moyen du *médiateur plastique* ou *principe vital ;* mais, quand par la violence d'une maladie, ou par un accident violent, les moyens qui l'unissent au corps viennent à manquer, elle abandonne le corps, l'homme meurt et l'âme s'envole avec son véhicule fluidique ou corps sidéral.

La SUBSTANCE DU MÉDIATEUR PLASTIQUE OU PRINCIPE VITAL est un fluide lumineux en partie volatile et en partie fixée : la partie volatile c'est le *fluide magnétique*, et la partie fixée est un *corps fluidique* ou *aromal*. Le médiateur plastique est formé de fluide vital universel et de fluide vital terrestre, et en transmet au corps humain la double aimantation. L'âme, en agissant sur la substance fluidique qui constitue le médiateur plastique par ses volitions, peut la dissoudre ou la coaguler, la projeter ou l'attirer. Cette substance est le miroir de l'imagination, des visions, des songes et des rêves. Elle réagit sur le système nerveux, et produit ainsi le mouvement et les fonctions du corps.

Cette substance peut se dilater indéfinément, et communiquer ces images à des distances considérables; elle aimante les corps soumis à l'action de la volonté de l'homme, et peut, en se resserrant, les attirer vers lui. Elle peut prendre toutes les formes évoquées par la pensée, et, dans les coagulations passagères de sa partie rayonnante, apparaître aux yeux et offrir même une forme de résistance au contact. Mais il faut que cette opération soit favorisée par certaines conditions qu'on produit en coagulant davantage la partie fixe de son médiateur.

Notre médiateur plastique aspire et respire le fluide vital universel, comme notre corps aspire et respire l'atmosphère terrestre. Or, de même qu'en certains lieux l'air est impur et non respirable, de même aussi certaines circonstances exceptionnelles peuvent rendre le fluide vital universel malsain et non assimilable. Tel air aussi peut être trop vif pour certaines personnes et convenir parfaitement à d'autres; il en est de même pour le fluide magnétique.

Le médiateur plastique, fait à l'image et à la ressemblance de notre corps, dont il figure lumineusement tous les organes, à une vue, un toucher, une ouïe, un goût, un odorat que lui sont propres; il peut, lorsqu'il est surexcité par l'influence magnétique dans l'état de somnambulisme lucide, voir, ouïr, sentir, savourer et toucher, sans le secours des sens doués de ces facultés, en se communiquant par vibrations à l'appareil nerveux.

Notre médiateur plastique est un aimant qui attire ou qui repousse le fluide magnétique sous la pression de la volonté. C'est un corps lumineux qui reproduit avec la plus grande facilité les formes correspondantes aux idées. Ce corps se nourrit de fluide vital universel, exactement comme le corps se nourrit des produits de la terre. Pendant le sommeil, il absorbe le fluide vital par immersion, et, pendant la veille, par une sorte de respiration plus ou moins lente. Dans le somnambulisme, naturel et magnétique, le médiateur plastique est surchargé d'une nourriture qu'il digère mal. Sa volonté, alors, repousse instinctivement le médiateur vers les organes pour le dégager, et il se fait une réaction en quelque sorte mécanique, qui équilibre, par le mouvement du corps, le médiateur et ses rapports avec le corps deviennent plus directs en sortant de cet état. C'est pour cela qu'il est si dangereux d'éveiller les personnes qui dorment, les somnambules naturels et les somnambules magnétiques en sursaut, car le médiateur surchargé peut se retirer alors subitement vers le réservoir commun et abandonner entièrement les organes qui se trouvent alors séparés de l'âme, ce qui occasionne la mort.

L'état de somnambulisme, soit naturel, soit magnétique est donc extrêmement dangereux, parce
qu'en réunissant les phénomènes de la veille à
ceux de ce mode particulier d'exister. il constitue
une sorte de grand écart entre deux mondes.
L'âme, remuant les ressorts de la vie particulière,
tout en se baignant dans la vie universelle, éprouve
un bienfait inexprimable et lacherait volontiers
les branches nerveuses qui la tiennent suspendue
au-dessus du courant. Dans les extases de toute
sorte, la situation est la même. Si la volonté s'y
plonge avec un effort passionné ou même s'y abandonne toute entière, le sujet est exposé à de graves
altérations dans sa santé

Dans le somnambulisme magnétique lucide.
l'*âme* jouit de toutes ses facultés ; le médiateur
plastique s'équilibre, et sa communication avec le
corps devient plus directe au sortir de cet état. Le
corps des somnambules subit dans cet état une
mort momentanée, ou plutôt il y a suspension de
la vie ordinaire ; mais le corps conserve un reflet
de la communication du médiateur plastique par
une faible surveillance de l'âme sur le médiateur ;
ce qui empêche la désunion complète, c'est-à-dire
la mort.

Dans le somnambulisme magnétique lucide,
le médiateur plastique du sujet peut se communiquer au médiateur d'une autre personne,

c'est par cette communication que les somnambules lucides savent ce qui se passe dans l'esprit des
autres, de même qu'ils ressentent momentanément
les maladies des autres, comme s'ils les avaient
eux-mêmes ; d'où il résulte que les somnambules
lucides s'identifiant avec la nature morale et physique de leurs semblables, peuvent explorer ces
deux natures et nous indiquer les remèdes à leurs
maux

La communication du médiateur plastique d'un
sujet magnétisé avec le médiateur plastique d'un
autre sujet nous donne la clef de tous les phénomènes de la sympathie, de l'anthipathie, de la
pénétration de la pensée, de la transmission de la
pensée, de la reproduction des formes et des images, enfin, des traits de lucidité dans l'ordre des
choses possibles.

L'homme est le microscome ou petit monde, et,
suivant les analogies, tout ce qu'il y a dans le
grand monde se reproduit dans le petit. Il y a donc
en nous trois centres d'attraction et de projection
fluidique : le cerveau, le cœur ou l'épigastre et
l'organe générateur. Chacun de ses organes est
unique et double. Chacun de ces organes attire
d'un côté et repousse de l'autre. C'est au moyen
de ces appareils que nous nous mettons en communication avec le fluide vital universel et le fluide
magnétique humain, transmis en nous par le sys-

tème nerveux. Le sujet magnétisé qui parvient à
la lucidité magnétique peut communiquer et diriger
à volonté des vibrations magnétiques, dans toute la
masse du fluide universel et du fluide vital indivi-
duel, dont il devine les courants. Au moyen de
ces vibrations, il influence le système nerveux des
personnes soumises à son action, soit qu'elles se
trouvent près ou éloignées. Ainsi, un somnambule
lucide peut, par sa volonté, et avec le concours
d'autres volontés qu'elle absorbe et qu'elle entraîne,
déterminer de grands et irrésistibles courants magnétiques.

Tout effort intelligent de volonté est une projection de fluide magnétique ou de lumière humaine,
et ici il importe de distinguer la lumière humaine
de la lumière universelle, et le magnétisme humain
du magnétisme universel. En nous servant du mot
fluide, nous employons une expression reçue et
nous cherchons à nous faire comprendre par ce
moyen ; mais nous sommes loin de décider que la
lumière latente soit un fluide ; tout nous porterait,
au contraire, a préférer dans l'explication de cet
être phénoménal, le système des vibrations. Quoi
qu'il en soit, ce fluide ou cette lumière, étant l'instrument de la vie, se fixe naturellement à tous les
centres vivants, il s'attache au noyau des planètes
comme au cœur de l'homme, et par le cœur de
l'homme nous entendons le grand sympathique ; il

s'identifie à la vie propre de l'être, et c'est par cette propriété d'assimilation sympathique qu'il se partage sans confusion. Ainsi, il est terrestre dans ses rapports avec le globe de la terre et exclusivement humain dans ses rapports avec les hommes.

Le fluide vital universel et le fluide magnétique humain ont une action directe sur les nerfs, qui en sont les conducteurs dans l'économie animale et qui les portent au cerveau, aussi, dans le somnambulisme lucide, peut-on voir par les nerfs et sans avoir besoin même de la lumière rayonnante, le fluide vital universel, étant une lumière latente, comme la physique a déjà reconnu qu'il existe un calorique latent. Ainsi, les somnambules lucides, ne vont pas réellement aux endroits où le magnétiste les envoie ; elles en évoquent les images dans la lumière universelle, et ne peuvent rien voir de ce qui n'existe pas dans cette lumière.

Ce livre des consciences, qui, suivant le dogme chrétien, doit être manifesté au dernier jour, n'est autre chose que la lumière universelle dans laquelle se conservent les impressions de tous les verbes, c'est à-dire de toutes les actions et de toutes les formes. Nos actes modifient notre respir magnétique, de telle sorte qu'un somnambule lucide, qu'un voyant, qu'un thaumaturge, qu'un sensitif, peuvent dire, en s'approchant d'une personne pour la première fois, si cette personne est innocente ou coupable, et quels sont ses vertus ou ses crimes. Cette faculté, était appelée par les chrétiens de la primitive église le *discernement des esprits*.

Il n'y a pas de monde invisible, il y a seulement plusieurs degrés de perfection dans les organes. Le corps est la représentation grossière et comme l'écorce passagère de l'âme. L'âme peut percevoir par elle-même, et sans l'entremise des organes corporels, au moyen de sa *sensibilité* et de son *diaphane*, les choses, soit spirituelles, soit corporelles qui existent dans l'univers. Ce qu'on appelle en nous l'imagination n'est que la propriété inhérente à notre âme de s'assimiler les images et les reflets contenus dans la lumière vivante, qui est le grand agent magnétique.

Le phénomène des évolutions de l'âme dans le somnambulisme lucide nous donne la clef des divers degrés de lucidité chez les somnambules magnétiques ; a mesure que l'âme se dégage des liens de la matière, le somnambule se dépouille successivement de tous les défauts de l'état ordinaire, et revêt progressivement les qualités de l'âme. Parvenu à ce point, le somnambule, presque dégagé des liens de la matière, nous éblouit par la pureté et par la grandeur de ses sentiments, mais, l'âme ne peut se maintenir à cette hauteur pendant toute la durée de l'état magnétique, et dans la marche descendante qui doit nécessairement succéder à la marche ascendante, le somnambule perd graduellement toutes les qualités qu'il a conquises et reprend, en retombant sous le joug de la matière, tous les défauts de l'état ordinaire. Un fait très remarquable, c'est que dans la marche ascendante de l'âme, la voix du somnambule s'adoucit, son accent s'épure, et que dans la marche descendante l'un et l'autre reprennent leur cachet ordinaire.

La marche ascendante et descendante de l'âme, pendant l'état magnétique, nous fait comprendre comment un somnambule peut être lucide, et non lucide dans la même séance, et comment ses facultés sont journalières. La marche ascendante et descendante de l'âme n'est pas *une continue* ; elle est intermittente et journalière ; il y a des séances où elle n'a pas lieu, par exemple, lorsque le corps est constamment en crises, ou qu'il a besoin de repos absolu, alors l'âme applique uniquement ses facultés au retour de la santé du somnambule, et surveille le travail de la nature. Pendant cette surveillance mystérieuse, si vous interrogez le somnambule sur un autre objet plutôt que sur sa santé, il ne veut ou ne peut détourner son attention d'un travail qui doit passer avant tout, et reste sourd à votre appel. Si un somnambule, tourmenté dans ce moment-là par le magnétiste, répond, il ne peut être lucide, et tout ce qu'il dit est faux ; cela est si vrai, qu'un sujet bien guidé, vous dira dans ce cas : *Je vous répondrais tout-à-l'heure*, ou bien *tel jour*.

Quand on interroge un somnambule pendant la marche ascendante de l'âme, sa lucidité ne fait pas défaut, et grandit à mesure que cette marche tend à se rapprocher de son apogée ; si au contraire, on l'interroge pendant la marche descendante, sa lucidité décroît à mesure que l'âme se rapproche de la matière, et s'éteint quand cette marche est terminée.

Un signe infaillible pour reconnaître que la marche descendante est accomplie, et que la lucidité est absente, c'est quand le somnambule devient bavard et rieur. Le somnambule, pendant la marche ascendante de l'âme, parle peu, et sourit à peine, avec une finesse exquise ; à mesure que sa lucidité grandit, il devient plus sobre de paroles, et son sourire acquiert la naïveté et la pureté de celui de l'enfance, et disparaît comme un éclair.

La lucidité des somnambules, ne se manifeste en général, d'une manière sensible, qu'après quelques séances de magnétisation ; elle ne se soutient pas au même degré pendant toute la durée de la séance, et subit diverses phases dans le cours de leur traitement ; elle suit la marche et les progrès de l'action magnétique, dans sa lutte contre la maladie ; elle se développe et grandit progressivement comme l'action magnétique jusqu'à ce qu'elle atteigne son apogée ; arrivée là, elle s'y maintient pendant quelque temps, puis elle décline à mesure que le mal diminue, pour disparaître enfin avec l'état magnétique, lorsque la guérison est complète.

Les somnambules lucides, connaissent et prévoient le travail de la nature et ses besoins ; ils prescrivent avec certitude les quantités, les combinaisons des remèdes, l'heure précise et l'ordre dans lequel il faut les prendre pour qu'ils produisent leur effet. Aussi est-il indispensable de se conformer avec une exactitude minutieuse à leurs prescriptions, sinon, ils s'en aperçoivent dès qu'on se représente devant eux ; ils grondent si l'on persiste deux ou trois fois dans l'inexactitude et refusent absolument de s'occuper davantage du malade.

Lors-même que les prescriptions des somnambules lucides, seraient bizarres par la forme de leurs applications, et contraires à toutes les idées reçues en médecine, on peut les suivre en toute assurance, car c'est la nature qui les guide, et si nous ne connaissons pas tous les secrets de la nature, nous savons du moins qu'elle ne se trompe jamais.

L'expérience nous apprend tous les jours qu'il est prudent de laisser un somnambule lucide dans son ignorance de l'état ordinaire, et entièrement livré à sa nature ; sans doute, il commettra des erreurs de langage, emploiera des termes impropres, quelquefois même il désignera un organe pour un autre, et se trompera sur la place qu'il occupe. Qu'importe l'imperfection de la forme si le fond est bon ! Il ne faut point pour cela mal augurer de sa lucidité, et ne pas avoir foi dans ce qu'il dit ; car, à coup sûr, s'il se trompe sur les mots, il ne se trompera pas sur la maladie, son siège, sa cause et ses effets ; sur la propriété, les doses, l'ordre, l'opportunité et l'efficacité des remèdes qu'il prescrira, en vous indiquant à l'heure fixe, les résultats qu'ils amèneront.

On est assez généralement porté à croire que les personnes, dont l'esprit est cultivé, sont plus susceptibles de lucidité magnétique, que celles dont l'esprit est inculte. L'expérience prouve tous les jours le contraire. Les facultés médicales des somnambules lucides les plus éminentes, se rencontrent principalement chez les personnes simples et d'une bonne nature, dont le cœur est resté pur, dont les mœurs n'ont pas été corrompues par le contact de la société, et dont l'esprit n'a pas été usé par l'étude ; par exemple chez les habitants de la campagne, s'ils ont conservé leur simplicité rustique dans toute sa naïveté.

En général, la lucidité des somnambules magnétiques est spéciale pour le traitement des maladies ; cependant il en est quelques-uns qui n'aiment pas à s'en occuper, et qui préfèrent diriger leurs facultés vers d'autres objets ; d'autres ne s'en soucient pas et l'exercice de la lucidité leur paraît peu compatible avec une bonne santé ; ils y renoncent, ou ne s'en servent que pour eux-mêmes ; d'autres encore sont très-indolents, ils parlent à peine, et restent dominés par la crainte des idées de l'état ordinaire, surtout si on les sollicite sans motif raisonnable ou par pure curiosité.

Le somnambulisme magnétique lucide, étant un état passager, il est évident que tout somnambule, chez lequel cet état devient permanent, a un tempérament maladif, ou une maladie incurable, soit grave, soit légère. Les somnambules, dont on entretient les dispositions à l'état magnétique, pour les exploiter en les donnant en spectacle comme des animaux savants, ou pour consulter des malades, non-seulement ne guérissent pas de la maladie qui leur a procuré le somnambulisme magnétique, mais cette maladie s'aggrave de jour en jour, et passe à l'état chronique ou constitutionnel ; ce qui est encore plus terrible, c'est qu'au bout d'un certain temps, le somnambulisme devient pour eux une maladie plus fatale et plus cruelle que celle qui lui a donné naissance ; maladie qui entraîne, tôt ou tard, la prostration des forces, la décomposition du sang, la phthisie, et enfin, une mort certaine et prématurée.

Il se manifeste parfois dans le somnambulisme magnétique, un état exceptionnel qu'on appelle *extase*; on reconnaît généralement que les somnambules s'y élèvent, aux battements précipités de leur cœur, et qu'ils y sont parvenus, lorsque leur tête se penche vers leur poitrine, et y reste inclinée quelques instants avant de se relever. Il y a deux sortes d'*extases*: l'*extase contemplative*; l'*extase d'inspiration*.

Dans la première, l'*extatique* ne sent plus les battements du pouls et du cœur, son corps devient violacé et prend tous les stigmates de la mort. L'*extatique*, soustrait à l'empire des sens, inaccessible aux distractions des choses extérieures, jouit d'une telle facilité de contemplation, qu'en cet état une belle et grande vérité se présente à son esprit, la voyant plus clairement, il en est plus vivement frappé, il la suit dans ses rapports avec d'autres vérités; puis, à mesure qu'il s'élève, l'horizon s'agrandit, son âme est comme absorbée, son action sur le corps se fait moins sentir, les organes deviennent immobiles, l'âme ne peut plus exprimer par eux ce qu'elle voit; tout se passe en intuition; bientôt le désordre se manifeste dans le corps qui est comme oublié, la chaleur diminue, les extrêmités surtout se refroidissent, toute la vie se concentre au cerveau, d'où parfois elle rayonne sur le visage, qui prend alors une indiscible expression de calme et de majesté.

Dans la seconde, le corps de l'*extatique* n'éprouve aucune modification ; il conserve le cachet du somnambulisme lucide, seulement ses traits rayonnent d'une expression divine ; le timbre de sa voix devient vibrant et sympathique, émeut profondément ; son accent se purifie, et son éloquence éblouit.

Dans l'une et l'autre *extase*, les somnambules reprochent souvent au magnétiste de les avoir ramenés dans ce bas monde. Ils ne lui disent jamais tout ce qu'ils ont vu pendant leur extase, et s'il ne les interroge pas de suite, ils oublient ordinairement tout ce qui s'y rapporte. Il est dangereux de provoquer cet état, il l'est encore davantage d'y laisser longtemps les somnambules, d'autant plus que la volonté du magnétiste a moins d'action sur les sujets en extase, et que leur âme, dégagée des sens et sur le point d'être libre, ne s'arrache qu'avec peine des contemplations qui l'absorbent pour rentrer dans les liens du corps.

Quand les *extatiques* sont rentrés dans le degré de somnambulisme inférieur à l'extase, ils oublient tout ce qu'ils ont vu. Il y a des magnétistes qui élèvent leurs somnambules à l'extase, c'est à tort. Pour que l'extase magnétique soit pure, il faut

qu'elle arrive naturellement ; si elle est provoquée,
les somnambules divaguent et finissent par prendre
l'habitude d'arriver à cet état d'autant plus précieux
qu'il est plus rare.

L'extase provoquée n'est qu'une surexcitation
dangereuse, qui produit des accidents les plus
funestes ; en voici un exemple frappant :

Des personnes qui doutaient de la religion et
du magnétisme, de ces incrédules qui sont prêts à
toutes les superstitions et à tous les fanatismes,
avaient décidé, à prix d'argent, une pauvre fille à
subir leurs expériences magnétiques. C'était une
nature impressionnable et nerveuse, fatiguée d'ailleurs par les excès d'une vie plus qu'irrégulière,
et dégoûtée de l'existence. On la magnétise, on lui
commande de voir, elle pleure et se débat. On lui
parle de Dieu... elle tremble de tous ses membres.
— Non, dit-elle, il me fait peur, je ne veux pas
le regarder — Regardez-le, je le veux. — Elle ouvre alors les yeux, ses prunelles se dilatent, elle
est effrayante. — Que voyez-vous ? — Je ne saurais
le dire... Oh ! de grâce, dégagez-moi ! — Non, regardez, et dites ce que vous voyez. — Je vois une
nuit noire, dans laquelle tourbillonnent des étincelles de toutes couleurs autour de deux grands
yeux qui roulent toujours. De ces yeux sortent des
rayons qui se roulent en vrilles et qui remplis-
sent tout l'espace... Oh ! cela me fait mal, déga-

gez-moi ! — Non, regardez. — Où voulez-vous
que je regarde encore ? — Regardez dans le paradis. — Non, je ne puis pas y monter, la grande
nuit me repousse et je retombe toujours. — Eh
bien ! regardez dans l'enfer... Ici la somnambule
s'agite convulsivement. — Non, Non ! s'écrie-t-
elle en sanglotant, je ne veux pas, j'aurais le vertige,
je tomberais. Oh ! retenez-moi ! retenez-moi ! —
Non, descendez. — Où voulez-vous que je descende ?
— Dans l'enfer. — Mais c'est horrible ! non, non,
je ne veux pas y aller ! — Allez-y ! — Grâce !
— Allez-y, je le veux... Les traits de la somnambule
deviennent terribles à voir ; ses cheveux se dressent
sur sa tête ; ses yeux, tout grand ouverts, ne montrent que le blanc ; sa poitrine se soulève et laisse
échapper une sorte de râle. — Allez-y, je le veux,
repète le magnétiste. — J'y suis, dit entre ses dents
la malheureuse, en retombant épuisée. Puis, elle
ne repond plus ; sa tête inerte penche sur son épaule, ses bras pendent le long de son corps. On
s'approche d'elle, on la touche. On veut trop tard
la démagnétiser ; le crime était fait : la femme était
morte, et les auteurs de cette expérience sacrilège
dûrent, à l'incrédulité publique en matière de magnétisme, de ne pas être poursuivis. L'autorité
eut à constater un décès, et la mort fut attribuée
à la rupture d'un anévrisme. Le corps ne portait
d'ailleurs aucune trace de violence, on la fit enter-
rer, et tout fut dit.

Il est certain qu'en dilatant outre mesure, ou en coagulant tout-à-coup le médiateur platisque d'un sujet magnétisé, on peut détacher son âme de son corps. Il suffit quelquefois d'exciter chez une personne, une violente colère ou une trop grande frayeur, pour tuer subitement cette personne.

Rien n'est plus dangereux, et au fond rien n'est plus futile, que de faire dire à un somnambule lucide : J'ai froid, j'ai chaud, on me brûle, on me pince, quel bruit affreux j'entends, quelle figure hideuse est devant moi ; en un mot, d'agir successivement sur chacun de ses sens, comme s'il y avait en réalité divers objets autour de lui. Et pourquoi? Pour le frivole plaisir de montrer son influence, ou d'amuser un spectateur, que les phénomènes ordinaires laisseraient indifférent. Il y a des magnétistes, qui vont jusqu'à enivrer leurs sujets avec de l'eau ; on ne songe pas que toutes ces sensations, qui nous paraissent imaginaires, n'en sont pas moins très-réelles, et qu'elles ont leur retentissement au cerveau, que cet organe se fatigue, au point de ne pouvoir reproduire la pensée ; enfin, et cette conséquence mérite qu'on y réfléchisse, on ne songe pas que l'exercice de la lucidité devient, à force d'éprouver de semblables sensations, plus lent, plus difficile, quelquefois impossible.

Les rationalistes, qui croient au magnétisme

et à la lucidité magnétique, pensent que l'on parviendra à en faire une science exacte, avec ses régles certaines, et à reproduire tous les phénomènes magnétiques d'une manière invariable, en étudiant les organes humains. Cette opinion leur vient de ce qu'ils ne voient dans l'homme que des organes ayant l'intelligence des fonctions qui leur sont propres. Pour nier la participation d'un principe spirituel, ils s'abritent derrière les théories plus ou moins savantes des docteurs-médecins, et s'appuient surtout sur les expériences de M. *Flourens* de l'Académie Française, sur le cerveau des animaux ; expériences très-intéressantes sans doute, qui prouvent qu'on peut les priver successivement de toutes leurs facultés ; ce qui conduirait logiquement au matérialisme absolu, en les appliquant à l'homme, sans la révélation retrouvée par M. de *Puyssegur*. Heureusement le somnambulisme magnétique a surgi, pour arrêter sur les bords de cet abîme sans fond, ceux que l'orgueil scientifique n'aveugle pas.

Le phénomène de la transposition des sens dans le somnambulisme magnétique, phénomène que la médecine reconnaît avoir lieu dans certains cas de catalepsie spontanés, prouve jusqu'à l'évidence que nos organes ne sont que des instruments de manifestation pour nôtre âme ; le cerveau pour les facultés intellectuelles, les autres organes, pour les fonctions du corps.

D'où vient qu'un somnambule lucide voit, les yeux clos, et à de grandes distances, des objets qu'il ignore dans son état ordinaire ? Nous disons *qu'il ignore*, pour qu'on n'objecte pas que c'est une opération de sa mémoire ; si c'est un de ses organes que jouit de cette faculté, que l'on dise où est son siège ? Ce phénomène ne peut s'expliquer que par l'existence d'un principe spirituel en nous ; c'est son âme qui, au moyen de son médiateur plastique, peut percevoir, par elle-même, sans l'entremise des organes corporels, les choses, soit spirituelles, soit corporelles, qui existent dans l'univers.

Beaucoup de personnes regardent le somnambulisme magnétique lucide, comme très-dangereux, parce que, disent-elles, au moyen d'un bon somnambule, la vie intime ne se trouve plus murée. Cette objection serait fort sérieuse, si les somnambules lucides n'avaient pas le sentiment moral extrêmement élevé, et si par une loi incompréhensible, leur lucidité ne s'éclipsait pas dès qu'on veut en faire un mauvais usage. L'expérience prouve tous les jours, que les somnambules lucides résistent toujours au magnétiste immoral, qui veut abuser de leur faculté ; s'il parvient à les faire obéir par la contrainte, ou la corruption, des faits nombreux démontrent également, que les somnambules perdent bientôt leur lucidité, et deviennent incapables de servir d'instrument coupable ; leurs rapports avec le magnétiste sont promptement brisés, ou tournent à leur préjudice, et à leur confusion mutuelle.

Le somnambulisme magnétique lucide, est contraire à la morale et à la religion, lorsqu'on en abuse et qu'on s'en sert d'une maniére désordonnée ou pour une fin désordonnée. L'emploi désordonné du somnambulisme est une émission fluidique malsaine, et faite à mauvaise intention : par exemple, pour savoir les secrets des autres, ou pour arriver à des fins injustes. C'est à cette cause qu'il faut attribuer les immoralités, et les folies reprochées à un grand nombre de personnes qui s'occupent de magnétisme.

Les résultats qu'on peut obtenir au moyen du somnambulisme lucide, bien dirigé, sont : la guérison des maladies nerveuses et autres, l'analyse des pressentiments, le rétablissement des harmonies fluidiques, et la découverte de certains secrets de la nature.

CHAPITRE VIII

—

PROCÉDÉS PRATIQUES DU MAGNÉTISME.

La magnétisation des malades se compose de plusieurs procédés, qui s'alternent, ou se combinent selon les cas ; tous amènent de bons résultats, pourvu qu'ils soient appliqués avec discernement et à propos. Ils doivent être appropriés au genre de maladie, à l'organisation du malade, quelquefois au mode que l'on a adopté au commencement du traitement. C'est au magnétiste à saisir l'opportunité de leur application, et à remarquer ceux qui produisent le plus d'effets ; il doit les employer tour à tour ou simultanément, et pour ainsi dire par intuition.

Les principaux procédés sont : la *volonté* ; le *regard* : le *contact des pouces* ; les *passes* ; les *passes à petits courants* ; les *passes à grands courants* ; les *passes palmaires* ; les *passes digitales* ; les *passes transversales*; l'*imposition des mains*; les *percussions* ; les *frictions* ; le *massage* ; les *insufflations* ; et la *démagnétisation*.

Volonté. — La volonté est le seul procédé absolu ; elle agit sans le concours des autres procédés qui ne sont que ses auxiliaires. La volonté est le principal, le seul moteur réel du fluide magnétique, et si elle n'est pas intimement liée à ses auxiliaires, ceux-ci ne produisent rien, ou leurs effets sont éphémères et quelquefois nuisibles. Pour produire des effets complets et salutaires, *il faut vouloir*, mais vouloir d'une volonté décidée. résolue, inébranlable ; d'une volonté qui marche au but sans se laisser décourager par les obstacles ou les fatigues

La force de volonté nécessite deux conditions, ou plutôt résulte de l'action combinée de deux causes ; ces deux causes, sont : une *idée* et un *sentiment* ; une idée claire, vive, arrêtée. puissante. qui absorbe l'entendement, qui le possède, qui l'envahisse tout entier ; un sentiment fort, énergique, maître exclusif du cœur, et complètement subordonné à l'idée. Si l'une de ces deux conditions vient à manquer, la volonté fléchit et vacile. Lorsque l'idée n'est pas soutenue par un sentiment, la volonté est nulle ; si le sentiment ne s'appuie point sur une idée, la volonté flotte, elle est inconstante. L'idée est le point lumineux qui fascine, qui attire, qui entraîne ; le sentiment est l'impulsion, la force qui détermine l'action de la volonté.

Lorsque l'idée manque de vivacité, l'attraction diminue, l'incertitude commence, la volonté reste en suspens ; et lorsque le sentiment n'est plus suffisamment fort, lorsqu'il n'est point dans une juste proportion avec l'idée, la volonté ne tente rien ou se décourage au premier essor, et ne détermine que de faibles effets. La juste proportion dans l'idée et le sentiment, donne à la volonté une force incroyable. La force de la volonté soutenue, dirigée par la puissance d'une idée et d'un sentiment, a quelque chose de mystérieux, qui semble investir l'homme d'un droit supérieur, et lui donner le commandement.

Ce qu'on veut avec persévérance, on le fait. Toute volonté réelle se confirme par des actes ; toute volonté confirmée par un acte est une action et toute action est un jugement. Toute volonté réelle détermine une émission de fluide magnétique, produisant des impressions déterminées et déterminantes.

Il est évident qu'avec la volonté seule, on pourrait se passer des autres procédés pour magnétiser les malades d'une organisation sensitive, surtout avec les somnambules, qui subissent plus directement l'influence magnétique. Mais la double nature du magnétisme ne permet pas d'exclure entièrement le concours des autres procédés ; seulement leur rôle est secondaire. L'action de la volonté est suffisante, à la rigueur, avec les somnambules, mais avec les malades qui ne sont qu'en somnolence magnétique ou qui n'y arrivent pas, elle est incomplète, faible, lente et extrêmement fatiguante pour le magnétiste. Pour obtenir des effets complets et prompts, il faut aider la volonté de ses auxiliaires, appropriés au besoin de la maladie. Le magnétiste doit être convaincu que la *volonté*, unie à la *charité*, donne la *vertu curative*.

Quand on est en présence d'un malade, pour bien magnétiser, il faut avoir l'esprit exempt de toute préoccupation, ne penser absolument qu'à lui, et s'isoler au point d'être insensible à la plus légère distraction ; être animé de l'ardent désir de le guérir, de la ferme volonté d'y parvenir. L'esprit et le corps doivent être dans un calme profond, le regard ferme et doux, tout à la fois, la patience à toute épreuve ; la confiance dans sa puissance sans bornes. Il faut personnifier le *mal*, avoir l'idée fixe de le vaincre, et le considérer comme un ennemi que l'on veut terrasser et fouler aux pieds jusqu'à ce qu'on l'ait mis dans l'impossibilité de se relever.

Dès que le magnétiste a pris de l'empire sur le mal, la magnétisation se fait sans fatigue et devient très-facile. Alors la volonté agit presque seule, et il n'est besoin que d'un instant du secours des procédés auxiliaires ; il suffit de toucher le malade pour déterminer le travail de la nature. Cela est si vrai, qu'aussitôt que le magnétiste se dirige vers la demeure du malade ou celui-ci vers celle du magnétiste, le malade commence à ressentir les effets du magnétisme. Cette manière de procéder grandit les forces du magnétiste, au lieu de les épuiser, et le fortifie ; il a plus d'énergie à la fin de la magnétisation qu'au commencement.

Regard. — Le regard est le plus puissant auxiliaire de la volonté ; il s'identifie avec elle ; il en est l'interprète rapide et magique ; il s'associe à tous les autres procédés et les vivifie, et peut agir sans leur concours. Inséparable de la volonté et son représentant visible, le regard est l'agent le plus impérieux et le plus éloquent de ce qu'elle conçoit. C'est par le regard, que la volonté fait jaillir les premiers rayons du fluide magnétique, qui vont frapper les yeux du malade soumis à leur action. Un œil étendu ou ouvert, qui jette ses rayons fluidiques avec une forte volonté, excités par le cœur de celui de qui ils émanent, entrent par les yeux du malade dans son cœur, et s'en étant rendus maîtres, se communiquent dans toutes les parties du corps, pour y rétablir l'harmonie.

Contact des pouces. — Nous sommes saturés de fluide magnétique universel, et nous le projettons sans cesse pour lui faire place et en attirer de nouveau. Les appareils destinés soit à l'attraction, soit à la projection, sont particulièrement les yeux et les mains. La polarité des mains réside dans les pouces. Le contact des pouces est le plus puissant des procédés auxiliaires du magnétisme.

Le magnétiste doit, pour établir ce contact, se servir de la main droite, en prenant le pouce de la main gauche du malade, en observant que ce dernier ait la main droite fermée, le pouce plié intérieurement : la main gauche du magnétiste doit se tenir ouverte dans la direction du bassin, la pointe des doigts dirigée vers l'épigastre, et le regard fixé sur les yeux du malade. La main gauche attire et absorbe, tandis que la main droite repousse et communique. D'après ces dispositions naturelles, il est facile d'apprécier l'influence du contact des pouces. Les effets que détermine ce procédé sont manifestes après cinq minutes d'action, et pour les rendre plus complets, on emploie les autres procédés auxiliaires qui conviennent le mieux à l'état du malade.

Passes. — Les passes consistent à promener la main de haut en bas devant le corps du malade, à six pouces environ de distance, les doigts souples, rapprochés sans se toucher, et légèrement inclinés, leur pointe dirigée vers le malade et le pouce un peu détaché. Il faut surtout éviter la roideur dans le bras, et, pour y parvenir, en commençant la passe, la main doit être plus élevée que l'épaule, et celle-ci ne doit agir que dans son articulation, et ne pas suivre le mouvement descendant de la main. Quand la passe est terminée, il faut fermer la main à demi, la ramener à hauteur de la tête du malade, ouvrir les doigts sans précipitation, recommencer le mouvement indiqué, et continuer ainsi, pendant un quart-d'heure environ, terme ordinaire pour que des effets se manifestent. Il ne faut jamais faire de passes en remontant parce que l'on pourrait renverser le cours du sang, le faire affluer au cœur, au cerveau, et produire une crise dangereuse.

Pour bien magnétiser, le magnétiste doit être debout, et se placer à côté du malade ; dans cette position il a plus d'énergie, dispose mieux de ses forces, et son regard ne gêne pas le malade si c'est une femme. Si la fatigue, ou tout autre motif oblige le magnétiste à prendre un siège, il faut, autant que possible, qu'il s'arrange de manière à dominer le malade.

Les Passes doivent être faites avec une seule main ; elles doivent être lentes, souples, égales, gracieuses et séparées par un léger intervalle, afin qu'elles aient le temps de produire leur effet complet ; il est bon de former, de temps en temps, quelques points d'arrets, en tenant la main dirigée vers les pieds, pour attirer les effluves du sang vers les extrémités inférieures, ce qui est souvent très-utile, et ne peut nuire dans aucun cas ; ces temps d'arrêt, facilitent la circulation du fluide. Pendant leur durée, le magnétiste doit avoir les yeux fixés sur le malade, et par la pensée ordonner à la nature d'agir efficacement.

La force musculaire est nuisible à l'émission du fluide magnétique, et le magnétiste se fatigue inutilement ; toute la force doit être concentrée dans la *volonté*, et toute l'ardeur dans *l'amour de guérir*. Il est incontestable, toutes conditions égales d'ailleurs, que le magnétiste dont les gestes sont les plus souples et les plus gracieux, est celui qui magnétise le mieux, et qui obtient les résultats les plus prompts et les plus efficaces. Quand nous disons toutes conditions égales, nous entendons parler de la *santé*, de la rectitude *d'esprit*, de la *volonté*, de *l'amour de guérir*, enfin des conditions fondamentales. Si à toutes ces conditions le magnétiste a une foi *inébranlable*, il produira tout le bien que le magnétisme comporte quand il est administré avec l'ardent désir de guérir, car la foi rend l'homme semblable aux puissances supérieures, et lui fait posséder le même pouvoir.

Les *passes* constituent la magnétisation généralement usitée ; bien que ce ne soit pas indispensable, il est bon de les mêler à tous les autres procédés, parce qu'elles portent sur toute l'organisation.

Passes a petits courants. — Les passes à petits courants se font de la tête à l'épigastre, en insistant dans la région des yeux. Elles s'emploient dans la magnétisation ordinaire, et pour déterminer l'état somnambulique lorsque le malade est en somnolence magnétique. Le magnétiste doit exiger du malade, qu'il soit tranquille et passif durant la magnétisation, car s'il rit, a l'esprit agité, gesticule ou résiste mentalement, il contrarie l'action du magnétisme.

Passes a grands courants. — Les passes à grands courants se font de la tête aux pieds ; on les applique dans les cas qui exigent des effets prompts, par exemple dans les invasions violentes et soudaines du sang au cerveau ou à la poitrine ; dans ces cas, il faut les faire rapides et énergiques. Elles sont souveraines pour rétablir la circulation des humeurs et du sang.

L'expérience démontre qu'il est de toute nécessité de se servir des passes à grands courants, dans la pratique ordinaire, en les adoucissant, et les alternant avec les passes à petits courants ; elles offrent l'avantage d'embrasser tout l'organisme, de le saturer de fluide, et de déterminer des effets complets et efficaces.

Passes Palmaires. — Les passes palmaires, se font par attouchement avec le creux de la main. Elles s'appliquent aux tumeurs, aux douleurs, aux convulsions, aux piqûres, aux brûlures, aux maladies des os et de la peau ; aux blessures, aux développements de la croissance et à la rectification des membres.

Quand les passes palmaires sont nécessaires sur une partie du corps qui ne permet pas l'attouchement, le magnétiste doit les faire à distance, de manière à effleurer à peine les vêtements du malade ; si la volonté est énergique, il obtiendra des effets aussi prompts et aussi salutaires, qu'en les faisant par attouchement.

Passes Digitales. — Les passes digitales se font avec l'extrémité d'un doigt, à quelques lignes de distance, tantôt circulairement, tantôt par projection avec un léger martellement, comme si l'on voulait lancer des gouttes d'eau. On les emploie circulairement, pour les tumeurs ; par projections pour les maladies des yeux, pour les maladies d'oreilles et pour rendre le jeu aux articulations.

Passes Transversales. — Les passes transversales se font en agitant la main horizontalement, de droite à gauche, et de gauche à droite, à quelques pouces du corps, depuis la tête jusqu'aux pieds, comme si l'on voulait dissiper de la fumée.

Elles servent à démagnétiser les malades, et à

dégager ceux qui sont en somnolence, ou en somnambulisme ; elles s'emploient aussi pour dégager les somnambules, sans les démagnétiser, des émanations morbides qu'ils prennent en se mettant en rapport avec les malades.

IMPOSITION DES MAINS. — L'imposition des mains, est spéciale pour calmer les douleurs locales, pour débarrasser d'une digestion pénible, et pour attirer le sang vers les parties du corps qui en sont privées, en le soutirant des parties qui en sont surchargées.

PERCUSSIONS. — Les percussions se font avec le creux des mains et l'extrémité des doigts ; on les fait quand l'accumulation du sang est stationnaire et ancienne dans une partie du corps ; elles servent à la dégager plus promptement ; elles s'emploient également pour résoudre les tumeurs et les engorgements opiniâtres.

FRICTIONS. — Les frictions se commencent toujours de la partie supérieure à la partie inférieure ; on ne doit jamais remonter de bas en haut ; le ventre étant un espèce de ballon, elles doivent se faire sur cette partie du corps en décrivant des cercles, que, commencés d'un sens, doivent toujours êtres continués ainsi. La poitrine étant composée, comme le dos, de deux moitiés qui forment un assemblage marqué, en avant en ligne droite, du bas du cou au creux de l'estomac, et le dos dans le même sens quoique opposé en apparence : les frictions doivent, dans ces deux parties du corps, commencer sous les aisselles et suivre en descendant les côtes, jusqu'à leur jonction qui est l'épine dorsale. Les membres étant des assemblages de filaments différents, comme un écheveau de fil déplié, ont doit en suivre la direction des jointures supérieures aux jointures inférieures ; et comme les articulations sont noueuses, et qu'elles ont besoin d'être plus ou moins travaillées, on y arrête un moment la main en les pressant légèrement.

Les frictions sont particulièrement propres à déplacer les douleurs, et à les entraîner au-dehors ; à dissiper les tumeurs et à diviser le sang ; elles sont propres aussi à donner de l'élasticité aux muscles et aux nerfs ; à compléter la démagnétisation des malades, et à dégager les somnambules.

Massage. — Le massage, s'exécute de la même manière que les frictions, il a de particulier qu'au lieu de frotter doucement la partie endolorie, on la presse avec les doigts comme si on la pétrissait ; on commence la pression très-doucement, puis en augmentant, selon la sensibilité du malade. Il détermine l'équilibre dans les forces physiques, et un sentiment complet de repos, de bien—être, avec un renouvellement très—sensible d'agilité et de vigueur.

Le massage est obligé pour les personnes estro-
piées et nouées, et prouve qu'on peut repétrir et
redresser le corps humain. Par le massage, on
obtient des guérisons merveilleuses.

INSUFFLATIONS. — Les insufflations se font à froid
et à chaud ; à froid, on les fait en soufflant à une
distance de quelques pouces, de la partie du corps
qu'on désire calmer ; et à chaud, on les fait en
appliquant du linge blanc sur la partie du corps à
nu, puis posant ses lèvres sur le linge, on souffle
ainsi à travers avec concentration de souffle sur le
mal pour y apporter le soulagement désiré.

Les insufflations, doivent s'appliquer partout
comme calmant ; les effets qu'elles produisent sont
souverains ; elles se font sur la tête, la poitrine, le
cœur, l'estomac et sur les articulations, etc., etc.

DÉMAGNÉTISATION. — Il n'y a aucun inconvénient,
à laisser les malades, qui présentent une insensibilité extérieure sous l'action du magnétisme ; car,
il en résulte un bien, en le laissant agir plus longtemps et dans toute sa force. Mais, lorsque les
malades présentent une sensibilité extérieure, il
faut les démagnétiser après chaque séance, en leur
faisant des passes transversales, des insufflations à
froid sur le front, et à chaud sur le creux de l'estomac, et des frictions sur les vêtements.

Les cures que l'on obtient sur les malades qui
ont une insensibilité apparente, est la meilleure
école pour les jeunes magnétistes.

Pour démagnétiser les malades, qui sont en somnolence magnétique, il faut leur placer les pouces sur le front, les séparer en pratiquant de légères frictions horizontales, et prononcer en même temps, avec calme et fermeté les mots : « *éveillez-vous* » ; ensuite on fait des passes transversales, des insufflations à froid sur le front, et à chaud sur le sommet de la tête, sur le creux de l'estomac, et des frictions sur les vêtements.

Pour dégager et démagnétiser un malade en somnambulisme magnétique, il faut lui placer l'index sur le front afin d'appeler son attention : on lui dit avec douceur : « *venez à moi* » ; on laisse l'index sur le front, jusqu'à ce que l'on juge que la marche descendante de l'âme est bien terminée, et que le somnambule touche à l'état ordinaire ; alors, mais seulement alors, il faut employer les procédés indiqués, pour démagnétiser les malades qui sont en somnolence magnétique. En agissant ainsi, la démagnétisation s'effectue sans commotion, sans difficulté aucune, et la tête du somnambule se trouve entièrement dégagée, lors même qu'il serait arrivé a l'*extase* dans le cours de son état magnétique.

La démagnétisation des somnambules lucides exige beaucoup de précaution, et présente quelques dangers si on les néglige. Si de l'état où se trouve l'âme dans le somnabulisme, on la ramène sans transition et brusquement, à la vie ordinaire, on lui donne une violente secousse qui se communique au corps, lui est fatale, et peut provoquer la mort. De là provient l'étourdissement qu'éprouvent les somnambules à leur retour à la vie ordinaire, quand on ne prend point, pour les démagnétiser, les précautions nécessaires.

Nous avons déjà parlé du médiateur plastique ou corps sidéral, qui est l'intermédiaire entre l'âme et le corps matériel. Ce corps reste éveillé souvent pendant que l'autre sommeille et se transporte avec notre pensée dans tout l'espace qu'ouvre devant lui l'aimantation universelle ou particulière. Il allonge ainsi, sans la briser, la chaîne sympathique qui le retient attaché à notre cœur et à notre cerveau, et c'est ce qui rend si dangereux le retour à la vie ordinaire pour les somnambules qui sont brusquement démagnétisés. En effet, une commotion trop forte peut rompre tout à coup la chaîne et occasionner subitement la mort.

Beaucoup de magnétistes croient encore qu'il faut employer beaucoup de force pour démagnétiser un somnambule. *Il suffit de vouloir, avec calme, énergie et persévérance.* Si après avoir employé tous les procédés indiqués pour bien démagnétiser, et que l'on ait de la peine à dégager un malade en somnolence ou en somnambulisme magnétique, il faut prendre un mouchoir et s'en servir, comme si l'on voulait chasser des mouches devant le malade.; ce procédé est très-efficace.

Il est vrai, que certains somnambules sont difficiles et très-longs à démagnétiser; ceux qui résistent à tous les procédés ordinaires, font une exception. Il est un moyen très-simple de lever la difficulté, c'est de leur demander, dans leur état magnétique, avant de les démagnétiser, de quelle manière on doit procéder pour les démagnétiser, ils vous l'indiquent à l'instant.

CHAPITRE IX

PROCÉDÉS PARTICULIERS DU MAGNÉTISME.

Dans les maladies *aiguës* et *subites*, il faut commencer le traitement magnétique par une magnétisation énergique et longue ; diminuer l'énergie et les séances à mesure que l'on se rend maître du mal. Dans les maladies *lentes*, qui *datent de loin*, et qui conduiraient insensiblement à l'état de dépérissement, il faut procéder d'une manière inverse, et proportionner son action aux forces du malade.

Dans le premier cas, le malade, frappé comme par un coup de foudre, a ses forces vitales suspendues et non éteintes ; on peut donc commander

impérieusement à la nature, *qui n'étant point minée
par le mal à son origine*, de rétablir subitement
l'équilibre , et d'opérer une guérison rapide.
Lorsque le mal est vaincu, la prudence commande
de ménager les ressources de la nature, en ne lui
demandant pas trop et d'agir avec douceur.

Dans le second cas, les forces vitales du malade
sont épuisées, par un combat incessant et de longues souffrances ; on peut dire qu'elles dorment,
et avant de rien exiger d'elles, il faut les réveiller.
Si, au début de la magnétisation, on sollicite
trop la nature appauvrie, son état de faiblesse peut
la faire succomber, au milieu des efforts qu'elle
tente pour vaincre le mal. Il est donc indispensable
d'user envers elle des plus grands ménagements,
de vivre, pour ainsi parler, au jour le jour, de
marcher à pas lents et gradués, enfin de ne lui demander qu'en raison des forces qu'elle reprend.

Ainsi, en *thèse générale :* Maladies *aiguës* et *subites.* Premières séances longues, énergiques, diminuant progressivement. Maladies *lentes et anciennes*,
passées à l'état constitutionnel. Premières séances courtes, douces, augmentant graduellement.
Maladies ordinaires, accidentelles et sans gravité à
leur origine. Séance d'un quart-d'heure à vingt
minutes, magnétisation régulière et modérée.

Dans les *maladies du cœur*, on fait des frictions
palmaires, des insufflations à chaud, des passes

très-douces et des impositions des mains sur les pieds. Si la maladie est violente, ancienne, et que le malade soit très-impressionnable, les procédés pratiques du magnétisme doivent être employés à distance, quelquefois même par la pensée ; la région cordiale étant extrêmement délicate, trop d'énergie dans la magnétisation pourrait provoquer des accidents. Dans ces maladies, on ne peut jamais pécher par trop de prudence.

Il existe un genre de maladie que l'on traite d'*imaginaire*, sur laquelle la médecine ordinaire ne pouvant rien, n'a qu'une réponse : *c'est nerveux, il n'y a rien à faire, allez aux bains*. Les effets du magnétisme sur les maladies prétendues *imaginaires*, nous ont prouvé que souvent le sang y jouait le principal rôle, surtout lorsqu'elles amènent la *monomanie* ou l'*hypocondrie* et les *écarts de l'imagination*, ces bizarreries proviennent toujours d'un manque d'équilibre dans les fonctions des facultés animales.

Le magnétisme, administré avec intelligence, se fait un jeu de guérir les maladies de ce genre prétendues *incurables*.

Il faut dans ce traitement être sobres des passes parce qu'en général le malade est très-impressionnable. Il faut magnétiser beaucoup par la pensée, gagner la confiance du malade, surtout être patient et se garder de heurter de front ses idées.

Dans cette cruelle maladie, qu'on nomme *epilep-sie*, il faut joindre aux passes énergiques le mas-sage, les insufflations a chaud, les frictions circulaires sur la tête, les oreilles et le cou, afin de calmer les nerfs ; des percussions sur les épaules, mêlées de frictions manuelles, en entraî-nant en bas pour diviser et faire descendre le sang ; des frictions avec une brosse magnétisée sur le front, les tempes, les jambes et les pieds, pour faire circuler le sang avec violence, et le forcer à reprendre son cours normal, et pour dissiper les sérosités que cette maladie engendre dans certains cas.

Il est nécessaire d'employer ces procédés dans toutes les maladies invétérées, qu'elles proviennent de *la lymphe*, *de la bile*, *du sang*, ou *des nerfs*, par-ce que la cause principale du mal résiste longtemps à l'action unique des passes, et qu'avec l'aide de ces procédés, sa résistance tombe bientôt.

Dans toutes les maladies, quelque soit le carac-tère qu'elles présentent, le magnétiste est sûr de bien procéder, en dirigeant son action sur la cir-culation du sang, pour le faire descendre, et sur l'estomac, qui souvent avec l'apparence d'être en bon état, joue un grand rôle dans les maladies ; les rhumatismes et les accès de fièvre nous en ont donné la preuve irrécusable.

Lorsqu'un magnétiste traite une maladie ner-

veuse, constitutionnelle, chronique, ou accidentelle,
peu importe, il détermine un surcroit transitoire
d'irritation nerveuse, qui n'est que la crise récla-
mée par la nature, pour rétablir l'harmonie dans
l'organisme, et non une agravation de la maladie.

Les crises qu'éprouvent les tempéraments sanguins font galoper le sang dans tout le corps, et
lorsqu'il afflue au cerveau, à l'estomac, à la poitrine ou au cœur, il y a péril si le magnétiste est
novice, et ne sait pas guider le sang ou le maîtriser.
Pour parer a ce danger, il suffit d'appeler vivement le sang dans les régions inférieures ; le
sang ne peut faire des ravages sérieux que dans
les parties supérieures du corps ; il est donc prudent, à l'exception de quelques cas particuliers, de
l'entraîner toujours vers les jambes. On ne doit
jamais arrêter les crises, si violentes qu'elles
soient ; on doit les régulariser et les maîtriser : pour
cela, la *volonté* peut suffire ; mais les passes palmaires et les insufflations à chaud sont nécessaires,
pour calmer efficacement et plus promptement les
douleurs.

Habitude n'est pas remède. Lorsque le corps est
habitué à un remède qui lui fait du bien, si on ne le
suspend pas, il finit par ne plus rien produire
d'efficace ; il en est de même du magnétisme.
Quand un traitement est long, il est utile d'interrompre la magnétisation, de loin en loin pour

quelques jours : pendant ces temps d'arrêt, les effets salutaires ne cessent pas de marcher, et au lieu d'être retardée la guérison est activée, parce que le corps est plus impressionnable au fluide magnétique, quand on reprend le traitement.

En procédant avec sagesse, le magnétiste acquiert sur l'organisation de ses malades, un empire qui survit à la guérison ; aussi doit-il leur recommander une fois qu'ils sont guéris, de s'adresser de préférence à lui, s'ils retombent malades : car à son égard, il en est de leurs organes, comme d'un inférieur rebelle envers le supérieur, qui l'a forcé de rentrer dans le devoir, et qui ne perd jamais en sa présence le sentiment de la subordination, même après une longue séparation.

L'action magnétique, exercée avec prudence sur une femme enceinte, est d'une grande efficacité pour développer le travail de la nature, lors même que le sujet paraîtrait n'éprouver aucun effet extérieur, ou qu'il arrivât à la somnolence ou au somnambulisme magnétique. L'accouchement s'opère sans efforts et presque sans douleurs, et la mère et l'enfant n'éprouvent aucune indisposition, si fréquentes à la suite des couches. Cette action est encore d'une grande efficacité pour arrêter les pertes de sang, les grandes faiblesses, et une foule d'autres désordres, qui surviennent à la suite des couches.

Un magnétiste ne doit jamais se charger d'un traitement de longue durée, s'il pressent que le malade manquera de constance, ou s'il prévoit qu'il sera lui-même dans la nécessité de s'absenter pour longtemps, parce qu'en donnant l'impulsion au travail de la nature, il aggraverait la position du malade, s'il ne le conduisait pas à son terme. Il ne doit également, jamais entreprendre le traitement d'un malade en famille, sans exiger que quelqu'un assiste aux séances. La prudence commande d'agir ainsi, pour ne pas donner prise à la calomnie, et pour mettre sa responsabilité à couvert, il doit imposer au malade la condition expresse de cesser tout traitement prescrit par la médecine ordinaire.

Un magnétiste ne doit pas se borner à penser à son malade pendant qu'il le magnétise, il faut encore qu'il pense à lui après l'avoir quitté, s'il veut obtenir sa guérison aussitôt que possible ; c'est en outre un devoir, et voici pourquoi : Les effets du magnétisme se prolongent au-delà de la magnétisation ; l'impulsion étant donnée à la force vitale, le travail de la nature continue en l'absence du magnétiste, et celui-ci doit soutenir ce travail, par la pensée, de loin comme de près. La continuation de ce travail est tellement réelle, qu'il arrive assez souvent, que des personnes qui se font magnétiser quelques séances, et qui, soit manque de constance ou de foi, abandonnent tout-à-coup leur traitement, se trouvent guéries comme par enchantement, peu de temps après, sans avoir eu recours à d'autres remèdes. Ceci n'arrive pas pour les maladies chroniques, constitutionnelles ou anciennes, mais pour les maladies légères, aiguës ou récentes.

Beaucoup de magnétistes croient encore, que l'on ne peut magnétiser avec le dos de la main : ils se trompent ; le corps humain étant un réservoir de fluide magnétique, ce fluide rayonne sur toute sa surface ; l'extrémité des doigts est son issue la plus large, et la plus naturelle, mais la volonté peut le faire-épancher par tous les points du corps. Aussi, avons-nous dans certains cas, magnétisé avec le pied, le genou et le dos de la main ; nous avons vu des somnambules magnétiques, se magnétisant eux-mêmes, agir de la même manière. Pour mieux nous faire comprendre, nous allons prendre un exemple : Un malade souffre de la poitrine ; pour calmer sa douleur vous lui imposez une main sur la poitrine et l'autre sur le dos, et au même instant, il se plaint d'une douleur au genou. Vos mains étant utilement occupées, vous ne pouvez les déplacer. Comment calmer ou dissiper cette nouvelle douleur ? Approchez votre genou du sien, accompagnez ce mouvement d'une volonté intelligente, et vous serez surpris des effets salutaires que vous produirez. Nous avons généralement remarqué, que la magnétisation d'une partie du corps d'un malade, par la partie correspondante du corps du magnétiste, était d'une efficacité souveraine.

Les magnétistes peuvent se magnétiser eux-mêmes, pourvu toutefois que le mal ne soit pas assez fort, pour leur enlever l'énergie physique et morale.. L'imposition des mains est le procédé le plus praticable pour eux. Cependant, si les passes sont indispensables, il faut qu'ils se placent devant une glace, et qu'ils les fassent sur leur image ; le fluide ira frapper sur les parties malades et produira des effets salutaires. L'imposition des mains se fait pour des digestions pénibles, des douleurs, des contusions violentes. des brûlures, des blessures, et des solutions de continuité externes.

L'usage du magnétisme sur soi-même, donne de grandes leçons ; il apprend à connaître le travail de la nature, à comprendre les effets que l'on produit sur les autres, et à bien diriger son action.

CHAPITRE X

—

PROCÉDÉS SPÉCIAUX RELATIFS AU SOMNAMBULISME

MAGNÉTIQUE.

Le somnambulisme magnétique se produit chez
les malades qui se font magnétiser, lorsque la nature le réclame, quelque soit le *tempérament ;* il
se manifeste souvent à l'improviste soit par des
passes, soit en touchant la partie la plus douloureuse du corps ou le siége de la maladie, et quelquefois en touchant une partie du corps dont le
malade ne se plaint pas. Dès que la somnolence ou
le somnambulisme magnétique s'est produit, il faut
que le magnétiste cesse de faire des passes, et laisse
agir la nature, à moins qu'il ne survienne une
crise qui réclame ses soins ; mais l'action de la
pensée ne doit pas être suspendue, il importe de
ne jamais la détourner entièrement du malade.
Pour éviter toute incertitude sur l'instant où le

magnétiste doit suspendre les passes, il est bien qu'il habitue les somnambules à le prévenir quand l'état magnétique est complet.

La nature n'accorde le somnambulisme magnétique que lorsqu'il est nécessaire pour guérir ; on ne doit le désirer que pour le faire tourner au profit du malade, et non pour le plaisir de jouir des phénomènes qu'il présente. Le moyen le plus sage et probablement le plus sûr pour obtenir le somnambulisme lucide chez un malade, c'est de ne pas y penser lorsqu'on le magnétise, et de le magnétiser uniquement dans le but de le guérir.

Un vrai magnétiste doit attendre le somnambulisme lucide. lorsqu'il magnétise un malade, et l'accepter quand il se manifeste ; il peut le *désirer* en magnétisant, mais jamais le *forcer*. S'il est nécessaire à la guérison du malade, la nature saura bien l'accorder sans efforts ; alors il sera *lucide, léger, réparateur, et bienfaisant;* si, au contraire, on le lui arrache à force d'energie et de persévérance, et nous savons que c'est possible, bien que très-pénible, il est *sans lucidité, lourd, perturbateur et malfaisant.*

La *nature seule* donne le somnambulisme magnétique lucide, avec toutes ses éminentes qualités ; nul ne peut se flatter de l'obtenir en la violentant. Si la nature l'accorde, on doit en user avec sagesse dans l'intérêt du malade. Si la nature le refuse, il ne faut pas insister, sinon, on se prépare le regret d'avoir fait du mal inutilement au malade.

Le somnambulisme magnétique lucide est amené par la maladie, et disparaît avec le retour de la santé. Il procure au corps un *bien-être réparateur*, qui, au lieu d'empiéter sur le sommeil de la nuit, le rend plus calme, plus long, et le ramène quand il fuit. Puisque le somnambulisme magnétique lucide est un état passager dont la fin est le retour de la santé, un vrai magnétiste doit souhaiter de perdre ses somnambules. Cette perte n'est regrettable que parce que le magnétisme n'a pas encore acquis le droit de cité parmi nous. Quand il sera généralement pratiqué, elle sera facile à réparer, et pour un somnambule perdu on en trouvera dix. Il faut donc s'attacher aux somnambules temporairement, d'une affection toute paternelle, quelque soit le sexe ; être animé du désir de rétablir leur santé, de profiter de leur lucidité magnétique dans l'intérêt de leur santé et des autres malades, et non pour en jouir pour sa propre satisfaction.

Les signes auxquels on peut reconnaître que le somnambulisme lucide se produit lorsqu'on magnétise un malade, sont : La contraction des sourcils et des muscles faciaux ; le trouble des yeux ; la pesanteur des paupières ; le mouvement convulsif de la pupille sous les paupières ; la pendiculation des joues ; de légers tremblements nerveux de la tête, des bras, des doigts et des jambes ; la déglutition active et pénible en apparence ; une torpeur générale. Tous ces signes disparaissent quelquefois rapidement ; il s'opère chez le magnétisé une espèce de détente qui dégage le fluide magnétique qu'il reçoit, et qui fait avorter en partie les effets du magnétisme. Mais lorsque le malade suit des yeux la main du magnétiste, ses paupières ne tardent pas à se fermer et le somnambulisme est à peu près certain.

Le signe le plus positif des effets complets du magnétisme, c'est l'impressionnabilité extérieure des centres nerveux : le *cerveau* et l'*épigastre*. Les signes certains pour reconnaître si le somnambulisme magnétique est réel, et ne pas le confondre avec la somnolence magnétique, sont : L'insensibilité et la convulsion de la pupille vers les frontaux, qui laissent l'œil tout blanc durant tout le temps que la lucidité peut s'exercer. Ce dont on peut se convaincre en soulevant la paupière dès que le mouvement convulsif de la pupille a cessé. A mesure que la lucidité décroît la pupille et le blanc de l'œil reprennent leur aspect ordinaire.

Dès que le somnambulisme magnétique se déclare chez un malade, on doit lui faire ces questions : 1° Quelle est l'heure qui convient à vos séances ! 2° Quel est le jour ? 3° Vous faut-il plusieurs séances par jour ? 4° Combien de temps voulez-vous rester dans l'état magnétique ?

Le somnambule a toujours assez de lucidité pour répondre à ces questions d'une manière infaillible; la dernière question doit être faite dans chaque séance, parce que leur durée est variable; s'il y a quelque changement a faire, ce qui n'est pas fréquent, le somnambule ne manque pas d'en avertir son magnétiste. Une fois l'ordre du traitement établi, il faut bien se garder de l'intervertir, à moins d'une circonstance fortuite ou d'une raison légitime; sinon, il nuirait à la lucidité du somnambule et à sa santé, si ces changements étaient trop réitérés.

Une séance de magnétisation qui est bienfaisante dans un instant donné et pendant un laps de temps fixé, devient nuisible dans un autre moment si on la prolonge ou si on l'abrège. La raison en est simple : quand les somnambules fixent le jour, l'heure, le nombre et la durée de leurs séances, ils sont guidés par leur lucidité ; ils connaissent l'instant précis où la nature demande à faire son travail mystérieux, et la durée de ce travail. L'avancer ou le retarder, l'abréger ou le prolonger, c'est contrarier la nature, et s'exposer à neutraliser ou rendre nuisibles les efforts qu'elle fait pour vaincre le mal.

Il est très-imprudent d'exiger d'un somnambule, à peine arrivé dans l'état magnétique, des traits de lucidité. Cette manière de procéder offre *déceptions* et *dangers. Déceptions,* parce que si vous l'interrogez, pendant qu'il s'opère une crise intérieure et sourde, son *esprit* ne peut être lucide, alors que son corps est en travail. *Dangers,* parce que vous pouvez interrompre une crise commencée, en en provoquant une que la nature ne réclame pas, en faisant exercer sa lucidité dans un moment où le repos est nécessaire ; enfin, parce qu'il peut se déclarer une crise utile pendant que vous occupez son esprit ; ce qui peut amener des accidents très-graves.

Le magnétisme étant destiné à guérir les maladies, il ne faut rien demander à un somnambule, qu'après avoir fait tout ce qui est nécessaire pour atteindre ce but. Or, pour cela, il faut : Consacrer la première partie de la séance au repos ; la seconde à l'examen de sa santé ; la troisième à l'examen de la santé des autres malades ; la quatrième à l'exercice et au développement de ses facultés psychologiques ; la cinquième à un moment de repos, pour le préparer à la démagnétisation.

Pour mettre un malade en rapport avec un somnambule lucide, il faut que le magnétiste place la main du malade qu'il veut mettre en communication avec le somnambule, dans la main de celui-ci ; alors le somnambule voit et entend ce malade comme son magnétiste. Le somnambule ne voit rien, tout d'abord, mais instantanément, par suite du contact, son fluide rencontre le fluide du malade qui le touche, et éprouve une petite secousse comme s'il était légèrement électrisé ; c'est là le signal de la communication ; il voit alors le malade, mais seul et isolé ; les autres personnes qui se trouvent là, ne lui sont pas visibles, lors-même qu'elles seraient toutes à côté de lui et devant ses yeux. Maintenant, que l'une de ces personnes prenne à son tour la main de la personne en rapport avec le somnambule, il les verra toutes les deux, d'une seule et même vue ; si vous prolongez la chaîne, vous augmenterez aussi le cercle de ses communications.

Une fois le rapport bien établi, tout se présente à l'esprit du somnambule, le *moral* et le *physique* : le physique lui apparaît donc, mais à quelle condition ? A la condition d'être éclairé par son fluide, dont il enveloppe sur le champ tout le corps du malade qui communique avec lui ; c'est par son fluide qu'il rend ce corps lumineux, il le voit, mais d'un ensemble qui ne comprend d'abord rien de particulier ; la vue de détail commence, le fluide obéit à sa pensée ; qu'il la porte sur telle ou telle partie du corps, à l'instant cette partie s'illumine, et les autres semblent rentrer dans l'ombre ; qu'il la dirige ailleurs, l'objet auquel il pense, s'éclaire à son tour, et le reste disparaît, pour se manifester encore quand la pensée y reviendra ; c'est ainsi qu'il promène son fluide, comme un flambeau dans toutes les parties du corps externes et internes.

C'est ainsi qu'il se les rend visibles successivement à mesure qu'il pense ; c'est ainsi qu'il pénètre et découvre ce qui demeure caché à nos sens.

Si le malade mis en communication retire sa main, le somnambule ne le voit plus, et le rapport est interrompu ; pour le rétablir, il faut user du même procédé.

Pour les personnes absentes, il faut remettre au somnambule un objet qu'elles aient porté sur la peau, ou dont elles se servent habituellement ; une mèche de cheveux coupés près de la racine, est préférable, parce qu'elle porte avec elle l'empreinte de l'organisation du malade.

Il ne faut pas laisser toucher par un étranger l'objet qui doit servir de rapport, ni le mettre avec d'autres destinés au même usage ; le mélange des fluides qui résulte de ce contact, jette du trouble, de l'incertitude dans l'esprit du somnambule, et parfois, au lieu de voir le malade à qui l'objet appartient, il voit la personne qui l'a touché, ou un des malades à qui les autres objets appartiennent.

Si le somnambule voit les malades qu'il doit consulter pour la première fois, et que leur maladie soit grave, il ne faut lui en faire consulter qu'un dans la même séance, parce que les douleurs sympathiques qu'il éprouve, le fatiguent beaucoup, quoiqu'elles soient passagères. Si les maladies sont légères, il peut consulter trois malades dans la même séance.

Si le somnambule a vu plusieurs fois les malades, il peut en consulter quatre, mais jamais au-delà, parce qu'il ne se soutient pas, pendant toute la durée de la séance, à la même hauteur de lucidité, et qu'il finit par voir confusément.

On ne doit accorder aucune confiance à la soi-disant lucidité magnétique des personnes qui font métier de consulter des malades en grand nombre dans chaque séance. Ces faux somnambules magnétiques ne sont que des charlatans qui exploitent la crédulité des malades qui ont confiance au magnétisme. Non-seulement ces exploiteurs escroquent les malades, mais encore aggravent leurs maladies par des prescriptions généralement incapables de produire des effets salutaires, et si le malade ne meurt pas dans sa trop grande sécurité, il conserve presque toujours sa maladie, sur laquelle les fréquentes médications indiquées d'après un système d'escroquerie habile, n'ont produit que de faibles ou aucune espèce de modifications,

Après chaque consultation, le magnétiste doit avoir le soin de dégager le somnambule des émanations morbides qu'il a prises en touchant les malades, et des douleurs sympathiques qu'il a contractées.

Les questions doivent être faites dans le moment
où la maladie du somnambule, ne réclame pas les
soins du magnétiste, ou bien dans le moment où
son corps jouit d'un repos parfait, et lorsque son
esprit est dégagé de toute préoccupation. Il arrive
souvent que le somnambule est absorbé par un
désir ou une idée qui le captive, à l'insu de son
magnétiste, à qui il ne communique pas tout ce
qu'il pense et tout ce qu'il voit. C'est au magnétiste
à l'étudier, à connaître ses habitudes et à le deviner,
pour ainsi dire, au plus léger mouvement de son
corps, à un geste et à l'expression de sa physionomie.

Il ne faut jamais adresser à un somnambule deux
questions à la suite l'une de l'autre ; il faut attendre que la première soit résolue, et ne passer à la
seconde qu'après un intervalle de repos, car si l'on
procède autrement, on altère la lucidité et la santé
du somnambule.

Quand on veut exercer les facultés psychologiques d'un somnambule lucide, il faut s'assurer s'il
est dans des conditions favorables, car, soit disposition de corps ou d'esprit, soit paresse ou caprice,
il refuse parfois de s'y prêter ; dans ce cas, il faut
bien que le magnétiste se garde de l'y contraindre,
autrement il n'obtiendrait que de faux résultats.

On accuse souvent les somnambules de commettre
des erreurs, quand, avant d'indiquer le mal prin-

cipal, ils signalent les désordres intérieurs qu'il entraîne ; le malade, préoccupé d'une idée fixe, est incapable de les apprécier, et croit que le somnambule n'a pas de lucidité ; alors, il le presse de questions, il lui donne à comprendre qu'il n'a plus foi en lui, et jette ainsi du trouble et du mécontentement dans son esprit ; il en résulte inévitablement une consultation mauvaise ; c'est au magnétiste a obvier à ce grâve inconvénient ; il doit recommander aux malades qui se consultent, de ne pas interrompre le somnambule, et d'attendre patiemment qu'il ait fini de parler pour lui demander des explications sur ce qui leur parait obscur ou faux, ou bien, pour appeler son attention sur ce qui aurait échappé à son investigation, en les priant de poser les questions avec bienveillance. Les somnambules remontent généralement aux causes, avant de parler de leurs effets, contrairement au désir des malades qui ont hâte qu'on leur parle de suite de la partie du corps où ils ressentent la douleur.

Quand, dans le cours de ses recherches, un somnambule éprouve de la difficulté à percevoir certaines choses, il faut lui faire frictionner luimême ses paupières avec de l'eau magnétisée ; ces frictions dissipent le voile qui obscurcit son esprit.

Pour éviter les erreurs auxquelles un somnambule peut être sujet, il ne faut pas insister si l'on s'aperçoit qu'il a de la peine à voir ce qu'on lui demande ; il faut l'habituer à faire l'aveu de son impuissance, le louer avec bienveillance de sa franchise, l'exhorter à toujours agir avec la même loyauté, et lui exprimer, avec sollicitude, la crainte de l'avoir fatigué par une recherche infructueuse. En procédant de la sorte, le magnétiste remplit un devoir rigoureux, et en recueille bientôt le fruit : il améliore la santé du somnambule, conserve et développe sa lucidité, et le rend sincère et dévoué.

Un bon magnétiste doit éviter soigneusement d'être trop caressant ou trop sévère avec les somnambules ; il faut qu'il soit calme, doux, bienveillant et grave ; il faut, en un mot, que tous ses actes partent du cœur, et portent l'empreinte de la raison et de la dignité ; car, les somnambules se plaisent avec les bonnes natures et ont un éloignement invincible pour les mauvaises ; ils possèdent tous les nobles sentiments au plus haut degré, surtout celui de la pudeur. Ce n'est qu'avec une extrême répugnance et la rougeur au front, qu'ils consultent les syphilitiques ; ils mettent dans les consultations de ce genre la plus grande convenance. Ces consultations sont toujours suivies d'une crise qui souvent est très-forte ; on doit avoir le soin de bien les dégager des émanations morbides.

On doit avoir toute confiance dans les prescriptions d'un somnambule lucide bien guidé, lors même qu'elles seraient mêlées, ce qui n'est pas rare, d'indications symboliques, puériles et ridicules en apparence, qui sont cependant nécessaires pour que le remède indiqué soit efficace.

Un somnambule lucide prend facilement les idées de son magnétiste ; il est donc bien essentiel de s'isoler quand on l'interroge ; car, pour s'épargner la peine de chercher, il pourrait fort bien user de la faculté qu'il a de lire dans votre pensée, et vous donner votre opinion pour la sienne. Pour obvier à ce grave inconvénient, tout magnétiste, qu'il soit médecin ou non, doit s'abstenir de juger la maladie, ou de se former une opinion sur la question qu'il adresse au somnambule. Si le magnétiste n'a pas la force de s'isoler, il a un moyen bien simple d'y parvenir : qu'il interdise au somnambule, par sa volonté, en lui plaçant l'index sur le front, de lire dans sa pensée ; il est certain que tous les efforts du somnambule viendront se briser contre cette défense.

Un somnambule lucide, au sortir de l'état magnétique, oublie tout ce qu'il a vu, dit, ou fait dans cet état ; le magnétiste, par un acte de sa volonté, peut lui en laisser le souvenir, en tout ou partie. Mais il ne doit user de cette faculté, qu'avec une extrême réserve et lorsqu'il y a nécessité absolue, par exemple : s'il n'a pu retenir une ordonnance que le somnambule a prescrite.

On doit surtout laisser ignorer, à un somnambule lucide, les traits de lucidité qu'il a donné dans son état magnétique ; on doit encore éviter soigneusement de parler du magnétisme en sa présence, lorsqu'il est dans son état ordinaire ; cette conversation préoccupe toujours son esprit, et parfois il tombe dans l'état magnétique en participant à la conversation, ou en se rappelant d'un trait de lucidité.

Les somnambules lucides qui viennent d'être magnétisés ont ordinairement le cerveau très-fatigué ; il y a danger pour eux à rester longtemps dans cet état, surtout s'ils sont beaucoup questionnés ; leur esprit étant plus actif dans cet état, se trouve en rapport avec une foule d'objets nouveaux embrassant une grande multiplicité de points de vue, réagit avec plus de force sur le cerveau ; pour repruduire tant d'idées, tant d'impressions diverses. le mécanisme de cet organe se fatigue plus rapidement, les mouvements qui s'y produisent étant plus nombreux et plus compliqués, le fluide vital se dépense au-delà des proportions ordinaires ; aussi, de retour à la vie commune, restent-ils quelque temps à peu près incapables de s'appliquer d'une manière sérieuse, et même de soutenir une conversation suivie. Mais peu à peu l'âme reprend son assiette ordinaire, les fonctions des sens recommencent, l'usage de la vie ordinaire se régularise, et l'équilibre, un instant suspendu, se rétablit complètement. Néanmoins, il est d'une grande importance de ne pas faire aux somnambules lucides des questions inutiles dans leur état magnétique, afin d'éviter de nuire à leur lucidité et au rétablissement de leur santé.

Un malade qui a été déjà magnétisé, peut, pendant l'absence de son magnétiste, tomber en somnolence ou en somnambulisme magnétique, en s'asseyant, à l'heure ordinaire de son traitement, sur le siège où on le magnétise. D'autres tombent dans l'état magnétique à l'heure de leur magnétisation, partout où ils se trouvent. Mais, comme cette facilité d'entrer dans l'état magnétique pourrait donner lieu à des accidents parfois assez graves, par l'imprudence des personnes qui se trouveraient là, le magnétiste doit y obvier, en leur donnant un objet magnétisé, dans l'intention de les empêcher d'arriver à l'état magnétique, ou bien en leur touchant un endroit secret du corps pendant qu'ils sont dans cet état, en leur ordonnant de résister à cette disposition, ou à l'action magnétique de quiconque, qu'autant que cette partie de leur corps serait touchée de la même manière. Ces procédés sont bons, pour empêcher qu'un étranger magnétise vos somnambules et réussissent toujours chez les sujets qui n'ont eu qu'un seul magnétiste.

Le désir d'avoir des somnambules lucides, est si fort chez les *magnétistes de fantaisie*, qu'il les pousse à les dérober à ceux qui les ont formés. C'est une action déloyale, et sans profit pour celui qui la commet et pour son complice. Un somnambule lucide ne conserve pas sa valeur, en passant d'une main dans une autre ; bientôt il perd ses facultés, pour avoir commis un acte d'ingratitude et celui qui l'a séduit, ne tarde pas à être désappointé ; il est rare qu'ils restent longtemps ensemble ; il n'en est pas de même quand le somnambule change, pour des raisons légitimes, de magnétiste, et avec son consentement ; les premiers jours, il éprouve quelque chose d'inusité, une espèce de malaise qui disparaît bientôt, et sa santé et sa lucidité, n'en éprouvent aucune atteinte, surtout si son nouveau magnétiste est expérimenté.

L'action magnétique d'un somnambule, en état de lucidité, produit chez des malades atteints de maladies graves et quelquefois mortelles, des guérisons si extraordinaires, qu'on ne peut y croire sur un simple récit. Mais, pour faire exercer l'action magnétique d'un somnambule, sur un malade, on doit s'assurer si la santé du somnambule le permet, car il pourrait en résulter des crises dangereuses pour ce dernier.

Après chaque magnétisation, opérée par un somnambule sur un seul malade, dans une séance, le magnétiste doit avoir le soin de lui faire des passes transversales, des insufflations à froid, et des frictions sur les vêtements, pour le dégager des émanations morbides, qu'il aurait pu prendre en magnétisant le malade ; la démagnétisation du somnambule ne peut se faire que demi-heure après qu'il a cessé de magnétiser un seul malade.

Les vrais magnétistes doivent puiser leur unique science dans l'étude et l'observation des phénomènes physiologiques et psychologiques qui se produisent et se développent dans le somnambulisme magnétique lucide.

CHAPITRE XI

—

OBJETS MAGNÉTISÉS

Les objets magnétisés remplacent le magnétiste en cas d'absence ; il peut, par sa volonté, déposer sur eux tous les procédés auxiliaires ; ils récèlent et exécutent toutes ses pensées, au moyen du fluide magnétique dont ils sont pénétrés, et qui sert d'instrument actif à sa volonté. Pour que leur éfficacité soit complète, il faut que de loin le magnétiste soutienne et alimente leur vertu par sa pensée ; il peut de la sorte terminer une guérison, malgré l'éloignement où il se trouverait du malade.

Les solides et les liquides, se magnétisent par tous les procédés auxiliaires, en tenant les premiers, ou le vase qui contient les seconds, dans les mains de cinq à dix minutes, selon leur volume. Pour ajouter à leur efficacité il faut les placer un instant sur le cœur, et ensuite sur le front, afin d'y déposer les sentiments et les pensées qui vous animent.

En magnétisant les objets, il faut s'abstenir de leur donner une vertu d'action déterminée d'une manière absolue, lors même que les causes de la maladie paraîtraient certaines, pour ne pas s'exposer à tomber dans les erreurs scientifiques. Il suffit de magnétiser un objet avec l'intention qu'il seconde la nature dans ses efforts, pour vaincre le mal, *quel qu'il soit*. Cette manière de procéder est indiquée par la propriété du magnétisme, qui consiste à mettre la nature en mouvement, à la fortifier, et par l'expérience qui prouve chaque jour, que le *fluide magnétique est intelligent* et n'a pas besoin de la volonté de celui qui l'épanche, car il arrive parfois que des incrédules se trouvent soulagés en se faisant magnétiser par manière de plaisanterie, par des personnes complétement étrangères au magnétisme.

En magnétisant les objets, comme nous l'indiquons, ils offrent l'avantage de pouvoir servir à toute personne malade.

Pour se servir des objets magnétisés, le malade doit les tenir dans ses mains, ou les placer sur la partie souffrante ; il ne doit permettre à personne de les toucher. Les effets que produisent les objets magnétisés étant immédiats, sont moins forts. plus lents, mais non moins salutaires que ceux des autres procédés auxiliaires.

Nous avons obtenu, à l'aide des objets magnétisés, des résultats incroyables sur des maladies très-graves prises à leur origine ; car il est certain qu'ils seraient insuffisants, pour des maux invétérés qui réclament l'intervention directe du magnétiste. Ce succès précieux est dû à l'habitude que nous avons contractée, et que nous conseillons à tous les magnétistes d'imiter, de donner un objet magnétisé à tous les malades, en leur recommandant de le porter toujours sur eux, et d'en faire usage à la moindre indisposition accidentelle. Il résulte parfois, de cette manière de procéder, des guérisons, comme par enchantement.

Les boissons magnétisées, l'eau surtout, sont excellentes. Il est essentiel de magnétiser tous les aliments et tous les médicaments que prennent les malades ; cela augmente leurs propriétés et active leurs effets, de même que les effets du magnétisme.

L'eau magnétisée, est souveraine pour laver et déterger les plaies ; pour faire disparaître les éruptions de la peau ; enfin, pour dissiper les inflammations des yeux, des brûlures, des meurtrissures, etc., etc.

On ne peut apprécier la vertu des objets magné-

tisés qu'après avoir compris la cause par les effets.
Aussi, dans les sciences naturelles tout est-il réel,
et les théories ne s'établissent-elles que sur les bases
de l'expérience. Ce sont les réalités qui constituent
les proportions de l'idéal ; et un vrai magnétiste
n'admet comme certain, dans le domaine des idées,
que ce qui est démontré par la réalisation. En
d'autres termes, ce qui est vrai dans la cause se
réalise dans l'effet ; ce qui ne se réalise pas, n'est
pas.

La réalisation de la parole, c'est le verbe propre-
ment dit. Une pensée se réalise en devenant parole ;
elle se réalise par les signes, par les sons et par la
figure des signes : c'est là le premier degré de réalisation. Puis elle s'imprime dans le fluide magnétique
universel et humain au moyen de la parole et
des signes ; elle influence d'autres esprits en se
reflétant sur eux ; se réfracte en traversant le diaphane des autres personnes, y prend des formes et
des proportions nouvelles, puis se traduit en actes ;
c'est le dernier degré de réalisation.

La loi de réalisation produit ce que nous appelons
les respirs magnétiques dont s'imprègnent les
objets et les lieux, ce qui leur communique une
influence conforme à nos volontés dominantes,
surtout à celles qui sont conformées et réalisées par
des actes. En effet, l'agent magnétique universel, et
le fluide magnétique humain, cherchent toujours

l'équilibre ; ils emplissent le vide et respirent le plein, ce qui rend le vice contagieux comme certaines maladies physiques, et sert puissamment au prosélytisme de la vertu. C'est pour cela que la cohabitation avec des êtres antipathiques est un supplice ; c'est pour cela que les reliques, soit des saints, soit des grands scélérats, peuvent produire des effets merveilleux de conversion ou de perversion subite ; c'est pour cela que l'amour sexuel se produit souvent par un souffle ou par un contact, et non-seulement par le contact de la personne même. mais au moyen des objets qu'elle a touchés ou magnétisés sans le savoir

L'âme, aspire et respire exactement comme le corps : elle aspire ce qu'elle croit du bonheur, et respire des idées qui résultent de ses sensations intimes. Les âmes malades ont mauvaise haleine et vicient leur atmosphère morale, c'est-à-dire mêlent, au fluide vital universel qui les pénètre, des reflets impurs. et y établissent des courants délétères. Aussi, on est étonné souvent d'être assailli, en société, de pensées mauvaises qu'on n'avait pas crues possibles, et l'on ne sait pas qu'on les doit à quelque voisinage morbide. Ce secret est d'une grande importance, car il conduit à la manifestation des consciences, un des pouvoirs les plus incontestables de la puissance magnétique.

Le *respir magnétique* produit, autour de l'âme,

un rayonnement dont elle est le centre, et elle s'entoure du reflet de ses œuvres, qui lui font un ciel ou un enfer. Il n'y a pas d'actes solitaires, et il ne saurait y avoir d'actes cachés ; tout ce que nous voulons réellement, c'est-à-dire tout ce que nous confirmons par nos actes, reste imprimé dans le fluide magnétique universel, où se conservent nos reflets : ces reflets influencent continuellement notre pensée par l'entremise du diaphane, et c'est ainsi que l'on devient et que l'on reste l'enfant de ses œuvres.

L'enthousiasme est contagieux, dit-on : pourquoi ? C'est que l'enthousiasme ne se produit pas sans croyance arrêtée. La foi produit la foi ; croire, c'est avoir une raison de vouloir ; vouloir avec raison c'est vouloir avec une force, nous ne dirons pas infinie, mais indéfinie. Ce qui s'opère dans le monde intellectuel et moral s'accomplit à plus forte raison dans le monde physique. Tout enthousiasme propagé dans une société par une suite de communications et de pratiques arrêtées, produit un courant magnétique, et se conserve ou s'augmente par le courant. L'action du courant est d'entraîner et d'exalter, souvent outre mesure, les personnes impressionnables ou faibles, les organisations nerveuses, les tempéraments disposés à l'hystérisme ou aux hallucinations. Ces personnes deviennent bientôt de puissants véhicules de la force ma-

gnétique et projettent avec force le fluide magnétique dans la direction même du courant.

Il existe des sectes d'enthousiastes dont on rit à
distance, dans lesquelles on s'enrôle, malgré soi,
dès qu'on s'en approche même pour les combattre.
Nous dirons plus, les cercles et les courants
magnétiques, s'établissent d'eux-mêmes, et influencent, suivant des lois naturelles, ceux qu'ils
soumettent à leur action.

Les courants magnétiques produisent la foi
et entraînent un grand nombre de volontés dans
un cercle donné de manifestations par les actes.
Un courant bien établi est comme un tourbillon
qui entraîne et absorbe tout.

On peut établir un courant magnétique de trois
manières : par les signes, par la parole et par le
contact. Par les signes, en faisant adopter un signe
par l'opinion, comme représentant une force. Les
signes, une fois reçus et propagés, acquièrent de
la force par eux-mêmes. La parole crée l'intelligence
la plus haute au sein des masses les plus grossière-
ment composées, car rien n'égale l'électricité de
l'éloquence ; ceux-mêmes qui sont trop loin pour
entendre, comprennent par commotion et sont
entraînés comme la foule. Pierre l'Ermite, a ébranlé
l'Europe en criant : *Dieu le veut !* Un seul mot de
l'Empereur Napoléon Ier électrisait son armée, et

rendait la France invincible. Le contact direct et positif de la main à la main, complète l'harmonie des dispositions, et c'est pour cela que c'est une marque de sympathie et d'intimité. Entre personnes qui se voient souvent, la tête du courant se révèle bientôt, et la plus forte volonté ne tarde pas à absorber les autres.

L'imagination est créatrice non-seulement en nous, mais hors de nous, par nos projections fluidiques.

Les opérations de la science magnétique, ne sont pas sans dangers : elles peuvent conduire à la folie ceux qui ne sont pas affermis sur la base de la suprême, absolue et infaillible raison ; elles peuvent surexiter le système nerveux, et produire de terribles maladies ; elles peuvent, lorsque l'imagination se frappe et s'épouvante, produire l'évanouissement et même la mort par congestion cérébrale. Nous ne saurions trop en détourner les personnes nerveuses et naturellement exaltées, les femmes, les jeunes gens, et tous ceux qui ne sont pas dans l'habitude de se maîtriser parfaitement et de commander à la crainte.

Rien n'est plus dangereux également, que de faire du magnétisme un passe-temps, comme certaines personnes qui en font l'agrément de leurs soirées ; ces expériences, faites dans de pareilles conditions, ne peuvent que fatiguer les sujets, égarer les opinions, et dérouter la science, on ne joue pas impunément avec les mystères de la vie, et de la mort, et les choses qu'on doit prendre au sérieux doivent être traitées sérieusement et avec la plus grande réserve.

CHAPITRE XII

—

LES TABLES SOI-DISANT PARLANTES

ET LES MÉDIUMS SPIRITES

Nous avons lu un livre publié sous l'influence du vertige magnétique, et nous avons été frappé des croyances anarchiques dont il est rempli, sous une grande apparence de bienveillance et de religion. En tête de cet ouvrage, intitulé : *Livre des esprits*, on voit le signe ou la *signature* des doctrines qu'il enseigne. Au lieu de la croix chrétienne, symbole d'harmonie, d'alliance et de régularité, on y voit le scep de vigne tortueux, avec ses jets contournés en vrille, images de l'hallucination et de l'ivresse.

Les premières idées émises par ce livre sont le comble de l'absurde : Les âmes des morts, dit-il, sont partout et rien ne les limite plus. Les âmes peuvent et veulent communiquer avec nous par les moyens des tables et des chapeaux. Ainsi, plus d'en seignement réglé, plus de sacerdoce, plus d'eglise ; le délire érigé en chaire de vérité ; des oracles qui écrivent pour le salut du genre humain, le mot graveleux attribué à *Cambronne;* des grands hommes qui se dérangent de la sérénité des destinées éternelles pour faire danser nos meubles et tenir avec nous des conversations qui choquent le sens commun. Tout cela fait pitié ! Et cependant en Amérique et en France, tout cela se répand comme une peste intellectuelle. Mais en se refusant aux doctrines, les hommes sérieux doivent observer les phénomènes, rester calmes au milieu des agitations de tous les fanatismes (car l'incrédulité a aussi le sien), et juger après avoir examiné.

Conserver sa raison au milieu des fous, sa foi au milieu des superstitions, sa dignité au milieu des caractères amoindris et son indépendance parmi les *moutons de Panurge*, c'est, de tous les prodiges, le plus rare, le plus beau et aussi le plus difficile à accomplir.

Les hommes raisonnables se tiennent en garde contre les rêves de l'imagination et les hallucinations de l'état de veille ; aussi évitent-ils toutes ces évocations malsaines qui ébranlent le système nerveux et enivrent la raison. Les expérimentateurs des phénomènes de révélations et de visions extranaturelles ne sont guère plus sensés que les mangeurs d'opium ou de haschich ; ce sont des enfants qui se font du mal à plaisir. On peut se laisser surprendre par l'ivresse ou s'oublier volontairement au point de vouloir en éprouver les vertiges ; mais à l'homme qui se respecte, une seule expérience suffit.

L'homme raisonnable arrive à l'idée absolue de l'être par deux voies : l'*expérience* et l'*hypothèse*. L'hypothèse est probable quand elle est nécessitée par les enseignements de l'expérience ; elle est improbable ou absurde quand elle est rejetée par cet enseignement. L'expérience c'est la science et l'hypothèse c'est la foi.

La vraie science admet nécessairement la foi ; la vraie foi compte nécessairement avec la science. *Pascal* blasphémait contre la science, lorsqu'il a dit que par la raison l'homme ne peut arriver à la connaissance d'aucune vérité. La raison dit : Travalle et cherche, ô science ! *mais respecte les oracles de la foi ! Lorsque ton doute laissera une lacune dans l'enseignement universel, permets à la foi de la remplir. Marchez distinguées l'une de l'autre, mais appuyées l'une sur l'autre, et vous ne vous égarerez jamais.*

Les expériences de *Mesmer* et de ses adeptes ont prouvé que le magnétisme humain peut communiquer aux objets inertes la vie et la volonté de l'homme, il n'y a donc pas lieu de s'étonner du phénomène, si multiplié de nos jours, des tables tournantes et soi-disant parlantes. Mais l'ignorance aime à s'étonner, parce qu'en s'étonnant elle s'émerveille, et qu'en s'émerveillant elle s'enchante ; puis elle ne veut pas être désenchantée, et n'écoute plus les simples diseurs de vérité.

Le phénomène, magnétique des tables tournantes et soi-disant parlantes est aussi ancien que l'homme. Les prêtres de l'Inde et de la Chine, l'ont pratiqué avant les Egyptiens et les Grecs. Les sauvages et les Esquimaux le connaissent. Les bergers de la campagne obtiennent du pied de leur chèvre, comme nous obtenons du pied de nos tables, des réponses analogues aux croyances intimes des interrogateurs, aussi étonnés de voir formuler leurs pensées, leurs instincts et leurs sentiments, que le sauvage est étonné de voir refléter sa figure dans une glace. Les plus mal partagés sont ceux qui croient causer avec le démon, qui répercute leur rêve et quelquefois l'état de leur conscience. Lisez *Ammiens Marcellin* et les violences des premiers empereurs chrétiens contre les *consulteurs de tables*, et les sermons de *Tertullien* contre ceux qui interrogeaient *Capellas* et *Mensas* (chèvres et tables).

L'intelligence d'une table actionnée magnétiquement est le résumé ou le reflet de l'intelligence des personnes qui l'actionnent ; on peut même dire de tout un salon attentif, et en harmonie de sentiments et de croyances. D'autres fois, ce n'est que la répercussion des idées d'une seule personne plus influente par sa volonté qui peut même paralyser ou actionner de loin le guéridon et lui imposer tel ordre d'idées qu'il lui plaît.

Il n'est nullement besoin que les idées soient nettes dans le cerveau des personnes ; la table les formule d'elle-même, en prose ou en vers, et toujours en termes propres ; elle demande souvent du temps pour remplir certains bouts rimés ; elle commence un vers, le rature, le corrige, et le retourne à notre instar ; elle joue, plaisante et rit avec nous comme le ferait un interlocuteur bien élevé. Si les personnes sont sympathiques et bienveillantes les unes pour les autres, elle se met au ton général de la conversation, c'est l'esprit du foyer. Quant aux choses du monde extérieur, elle en est aux conjectures comme nous ; elle compose ses petits systèmes philosophiques, les discute et les soutient comme un rhéteur des plus retorts ; en un mot, elle se fait une conscience et une raison à elle avec les matériaux qu'elle trouve en nous.

Il a été toujours démontré qu'il n'existait, dans les tables tournantes et soi-disant parlantes, ni esprits, ni revenants, ni anges, ni démons ; mais il y a de tout cela, si on veut, quand on le veut, comme on le veut, puisque cela dépend de l'ima-

gination, des croyances intimes et du tempérament.

Certains tourneurs de tables et certains médiums
spirites, sont persuadés que ce sont des morts qui
reviennent, d'autres que ce sont des esprits, d'autres
des anges, d'autres des démons, et il arrive précisément à chaque groupe le reflet de sa croyance,
de sa conviction préconçue. Il y a vraiment bien
de la puérilité dans certains hommes qui passent
pour sérieux ; ils attribuent au diable tous les phénomènes qu'ils ne peuvent comprendre. Mais, si le
diable avait le pouvoir d'intervertir l'ordre naturel,
ne le ferait-il pas immédiatement, de manière à tout
bouleverser ? Avec le caractère qu'on lui suppose, il
ne serait pas sans doute retenu par des scrupules.
Oh ! mais on va répondre : La puissance de Dieu s'y
opposé ! — Doucement, la puissance de Dieu s'y oppose ou elle ne s'y oppose pas ; si elle s'y oppose, le
diable ne peut rien faire ; si elle ne s'y oppose pas, c'est
le diable qui est le maître... On dira que Dieu le
permet pour un peu, tout juste assez pour tromper
les pauvres hommes, tout juste assez pour troubler
leur cervelle déjà si solide, comme on sait. Alors,
en effet, ce n'est plus le diable qui est le maître,
c'est Dieu qui serait... Mais nous n'achevons pas ;
aller plus loin, ce serait blasphémer.

L'autre monde se révèle aux tourneurs de tables
et aux médiums spirites, directement ou par l'in-

termédiaire d'êtres inférieurs à eux, d'êtres ignorants et malades, de pauvres aliénés qui dorment
ou ne savent pas ce qu'ils écrivent, et les voilà,
comme Israël, forts contre Dieu. Ils arrangent à
leur manière le dogme éternel ; ils nient ceci, ils
admettent cela, ils se font des paradis de fantaisie
et des enfers très-supportables ; avec cela, ils peu--
vent débiter de la morale, cela fait toujours bon
effet, et avec eux on sait que cela n'oblige à rien.

Les médiums spirites qui dogmatisent ne peuvent
enseigner que l'anarchie, puisque leur inspiration
résulte d'une exaltation désordonnée. Toujours ils
prédisent des désastres, ils nient l'autorité hiérar-
chique, et ils se posent en souverains pontifes.

On connaît les prétendues révélations de *Victor
Hennequin*. Le médium rose nous affirme qu'*Escousse*
et *Lebras* ont été Roméo et Juliette, et rencontre
dans *Saturne* l'infortuné Lesurque, devenu jardinier.
C'est le rêve dans toute son incohérence.

Un autre médium, jadis savant, depuis tourneur
de table et halluciné, croit recevoir les baisers d'une
femme qu'il a aimée ; puis bientôt son amante
d'outre-tombe devient jalouse, d'autres lèvres pos-
thumes ont effleuré sa bouche flétrie et démeublée ;
et la nouvelle Diane de ce grotesque Endymion
(nous osons à peine le répéter après qu'il n'a pas
craint de l'écrire), c'est la mère de Dieu elle-même.

A côté de ces énormités, nous voyons sortir du

crayon des *médiums spirites*, des pages qui peuvent
n'être encore écrites nulle part, mais que l'on se
souvient d'avoir déjà lues partout, tant ces verbiages
sont communs et se ressemblent. Le crayon fait de
plates chansons qu'il signe *Béranger*, et attribue
des capucinades à *Lacenaire*. C'est un tohu-bohu
d'âneries prétentieuses et de réminiscences tron-
quées, c'est une lanterne magique sans lumière,
c'est le sabbat des plus pauvres diables qu'on puisse
imaginer, c'est le chaos des extravagances.

Puis, à côté de cela, des aperçus pleins de finesse,
des hypothèses hardies et des lambeaux de vraie
science, cousus avec les vieilles finesses de Taba-
rin ou de Jocrisse. *Apollonius de Thyane* écrit des
tirades Saint-Simoniennes et les signe : « Saint
Augustin ». *Saint Augustin* déclame contre l'église
catholique ; *Saint Louis* parle comme Jean Journet ;
Saint Vincent-de-Paul fait des phrases, et le grand
Saint Éloi n'a plus même le bon esprit de vouloir
remettre à l'endroit les chausses du roi Dagobert.
C'est le bruit anarchique des foules, c'est la confusion des masses photographiées pendant qu'elles
se meuvent, c'est l'esprit impersonnel et multiple
qui noie bêtement les animaux dans lesquels il se
réfugie, l'esprit que chasse partout la douce influence du verbe de vérité et qui se nomme *légion*.

M. le baron de Guldenstubbé, a publié en 1858,
un ouvrage, intitulé : Pneumatologie positive et

EXPÉRIMENTALE : LA RÉALITÉ DES ESPRITS ET LE PHÉNOMÈNE MERVEILLEUX DE LEUR ÉCRITURE DIRECTE. L'auteur, après avoir introduit en France en 1850, les cercles du *spiritisme d'Amérique*, les *coups mystérieux de Rochester* et l'écriture purement machinale des *médiums spirites*, raconte lui-même : « Nous avons obtenu, au bout de plusieurs séances, certains phénomènes remarquables, tels que des secousses simultanées, ressenties par tous les membres du Cercle, au moment de l'évocation mentale des personnes les plus intelligentes. Il en est de même des coups mystérieux et des sons étranges ; plusieurs personnes même, ont eu des visions simultanées, bien qu'elles fussent restées en état de veille. Quant aux personnes sensitives, elles ont acquis l'admirable faculté des médiums spirites, d'écrire machinalement, grâce à une influence invisible, laquelle se sert d'un bras sans intelligence, pour exprimer ses idées. Les personnes moins sensitives, ressentaient cette influence mystérieuse, mais l'effet n'était pas assez fort pour mettre en mouvement leurs membres. Tous ces phénomènes, obtenus selon la mode du spiritisme américain, ont le défaut d'être encore plus ou moins indirects, parce qu'on ne peut pas se passer, dans ces expériences, de l'intermédiaire d'un être humain, d'un médium. Il en est de même des tables tournantes et parlantes.

Tous ces phénomènes, révèlent bien la réalité de certaines forces occultes; mais ces faits ne. démontrent pas suffisamment l'existence réelle et substantielle des *intelligences invisibles*, indépendantes de notre volonté et de notre imagination, dont on agrandit, il est vrai, démesurément de nos jours le pouvoir. De là, le reproche que l'on adresse aux spirites américains, de n'avoir que des communications insignifiantes et vagues avec le *monde des esprits*, qui ne se manifestent, que par certains coups mystérieux. par la vibration de quelques sons et par des mouvements imprimés aux membres des médiums qui écrivent machinalement En effet, il n'y a qu'un phénomène direct, intelligent et matériel à la fois, indépendant de notre volonté et de notre imagination, tel que *l'écriture directe des esprits*, qu'on n'a pas même évoqués. ni invoqués, qui puisse servir de preuves irréfragables, de la réalité et de la communication du monde surnaturel. »

L'auteur, étant toujours à la recherche d'une preuve intelligente et palpable en même temps, de la réalité substantielle du monde surnaturel, afin de démontrer par des faits irréfragables, l'immortalité de l'âme, n'a jamais cessé, durant six années, d'adresser de ferventes prières à l'Eternel, de vouloir bien indiquer aux hommes, un moyen infaillible, pour raffermir la foi en l'immortalité de l'âme, cette base éternelle de la religion. L'Eternel dont la miséricorde est infinie, a amplement exaucé cette faible prière.

Un beau jour, c'était le premier août 1856, l'idée vint à M. le baron de Guldenstubbé, d'essayer si les esprits pouvaient écrire directement sans l'intermédiaire d'un *médium*. Connaissant l'écriture directe et merveilleuse du Décalogue selon *Moïse*, et l'écriture également directe et mystérieuse durant le festin du roi Balthasar suivant *Daniel* ; ayant en outre entendu parler des mystères modernes de *Strafford* en Amérique, où l'on avait trouvé certains caractères illisibles et étranges, tracés sur des morceaux de papier, et qui ne paraissaient pas provenir des médiums spirites, il a voulu constater la réalité d'un phénomène dont la portée serait immense, s'il existait réellement.

Il mit donc un papier blanc à lettre et un crayon taillé dans une petite boîte fermée à clef, en portant cette clef toujours sur lui-même et sans faire part de cette expérience à personne. Il attendit durant douze jours en vain, sans remarquer la moindre trace d'un crayon sur le papier ; mais quel fut son étonnement lorsqu'il remarqua, le 13 août 1856, certains caractères mystérieux, tracés sur le papier ; à peine les eut-il remarqués qu'il répéta *dix fois*, pendant cette journée à jamais mémorable, la même expérience, en mettant toujours, au bout d'une demi-heure, une nouvelle feuille de papier blanc dans la même boîte. Le lendemain, 14 août, il fit de nouveau une vingtaine d'expériences en laissant la boîte ouverte et en ne la perdant pas de vue ; c'est alors qu'il remarqua que des caractères et des mots dans la langue esthonienne se formèrent ou furent gravés sur le papier, sans que le crayon eut bougé. Depuis ce moment, voyant l'inutilité du crayon, il a cessé de le mettre sur le papier : il place simplement un papier blanc sur une table, chez lui, ou sur le piédestal des statues antiques, sur les sarcophages, sur les urnes, au Louvre, à Saint-Denis, à l'église Saint-Etienne-du-Mont, etc. Il en est de même des expériences faites dans les différents cimetières de Paris. Du reste, il n'aime guère les cimetières, la plupart des esprits préférant les lieux où ils ont vécu durant leur carrière terrestre aux endroits où repose leur dépouille mortelle.

Nous sommes loin de révoquer en doutes les phénomènes singuliers, produits par M. le baron de Guldenstubbé, mais cette découverte avait été faite avant lui par *Laveter*, et il y a encore loin des quelques lignes qu'il a obtenues au portrait peint à l'aquarelle par le cabaliste Gablidone.

Maintenant, au nom de la science, nous dirons à M. le baron de Guldenstubbé ce que lui a déjà dit l'illustre et vénérable M. Louis Constant ; pas pour lui, qui ne nous croira pas, mais pour les observateurs sérieux de ces phénomènes extraordinaires :

M. le baron, les écritures que vous obtenez ne viennent pas de l'autre monde, et c'est vous-même qui les tracez à votre insu. Vous avez, par vos expériences multipliées à l'excès, et par l'excessive tension de votre volonté, détruit l'équilibre de votre *corps fluidique* ; vous le forcez à réaliser vos rêves, et il trace, en caractères empruntés à vos souvenirs, le reflet de vos imaginations et de vos pensées. Si vous étiez plongé dans un état somnambulique parfaitement lucide, vous verriez le mirage lumineux de votre main s'allonger comme une ombre au soleil couchant, et tracer, sur le papier préparé par vous ou par vos amis, les caractères qui vous étonnent. Cette lumière corporelle qui émane de vous, est contenue par une enveloppe fluidique d'une extrême élasticité, et cette enveloppe se forme de la quintessence de vos esprits vitaux et des vapeurs de votre sang. Cette quintessence emprunte à la lumière une couleur déterminée par votre volonté secrète, elle se fait ce que vous rêvez qu'elle est ; alors les caractères s'impriment sur le papier comme les signes sur le corps des enfants qui ne sont pas encore nés, sous l'influence des imaginations de leur mère. Cette encre que vous voyez apparaître sur le papier, c'est votre sang noirci et transfiguré. Vous vous épuisez à mesure que les écritures se multiplient. Si vous continuez vos expériences, votre cerveau s'affaiblira graduellement, votre mémoire se perdra ; vous ressentirez, dans les articulations des membres et des doigts, d'inexprimables douleurs, et vous mourrez, enfin, soit froudroyé subitement, soit dans une longue agonie accompagnée d'hallucinations et de démence.

L'homme formule la lumière par son imagination ; il attire à lui la lumière suffisante pour donner des formes convenables à ses pensées et même a ses rêves : si cette lumière l'envahit, s'il noie son entendement dans les formes qu'il évoque, il est fou. Mais l'atmosphère fluidique des fous est souvent un poison pour les raisons chancelantes et pour les imaginations exaltées. Les formes que l'imagination surexcitée produit, pour égarer l'entendement, sont aussi réelles que les empreintes de la photographie. On ne saurait voir ce qui n'existe pas. — Les fantômes des rêves et les rêves mêmes des gens éveillés, sont donc des images réelles qui existent dans la lumière.

Pour ce qui est des écritures et des signatures mystérieuses, nous dirons qu'elles se reproduisent par l'intuition magnétique des mirages de la pensée dans la lumière qui est le fluide vital universel.

Les signes primitifs de la pensée, se tracent d'eux-mêmes dans la lumière, qui est l'instrument matériel de la pensée. L'intuition des extatiques se rapproche mieux de la vérité sur les signes primitifs de la pensée, que la science même des savants, parce que, comme nous l'avons dit, le fluide vital universel, étant le principe médiateur entre les idées et les formes, obéit aux élans extraordinaires de l'âme qui cherche l'inconnu, et lui fournit naturellement les signes déjà trouvés, mais oubliés, des grandes révélations de l'occultisme. Ainsi se forment les prétendues signatures des *esprits*, les écritures mystérieuses de *Gablidone*, qui visitait le docteur *Lavater*, de *Schroepfer*, de *Vintras*, et des esprits de M. *Home* et de M. le baron de *Guldenstubbé*.

Si l'électricité peut faire mouvoir un corps léger ou même lourd sans qu'on y touche, est-il impossible, par le magnétisme de donner à l'électricité une direction, et de produire ainsi naturellement des signes et des écritures? On le peut, sans doute, puisqu'on le fait. Ainsi, à ceux qui nous demanderont quel est le plus grand agent des prodiges, nous répondrons : C'EST L'ÉLECTRICITÉ MAGNÉTISÉE.

La photographie nous prouve assez que les images sont des modifications réelles de la lumière. Or il existe une photographie accidentelle, et fortuite qui opère, d'après les mirages errants dans l'atmosphère, des impressions durables sur des feuilles d'arbres, dans le bois, et jusque dans le cœur des pierres ; ainsi se forment, se tracent ces écritures et ces dessins, qui étonnent, à un si haut

point, les observateurs des phénomènes magnétiques. Ce sont des photographies mentales tracées
par l'imagination des *médiums*, avec ou sans le
concours des larves fluidiques.

Nier la possibilité de la reproduction des signes
et des caractères par le fluide magnétique universel
et le fluide magnétique humain, ce serait tenir
peu de compte des phénomènes les plus ordinaires
de la nature. Le mirage dans les steppes de la
Russie, les palais de la fée Moryane, les figures
imprimées naturellement dans le cœur des pierres,
que *Gaffarel* nomme des gamahés, la configura-
tion monstrueuse de certains enfants venant des
regards ou des cauchemars de leur mère : tous ces
phénomènes et bien d'autres prouvent que la lumière est pleine de reflets et d'images, qu'elle
projette et reproduit suivant les évocations de
l'imagination, du souvenir ou du désir.

Les spirites prennent pour des révélations divines les fantômes de leur imagination ; ils deman-
dent la sagesse à tous les états, qui, supprimant le
libre arbitre de l'homme, le rendent plus ou moins
aliéné. Ils ne voient pas que l'aliénation est la
déchéance de l'homme ; ils ne comprennent pas
que l'esprit de vertige, c'est l'esprit du mensonge
et du mal ; ils ne sentent pas qu'en s'abandonnant
aux impulsions fatales et douteuses de l'esprit des
tables tournantes, ils abandonnent à l'inconnu

ténébreux la direction de leur pensée, et deviennent, ce qui est horrible et tout à fait contre nature, des aliénés volontaires.

Ainsi, après les avertissements des prophètes, après l'auréole des apôtres, après la patiente et laborieuse, mais imcomplète raison des scholastiques, après les courageux désespoirs de la réforme et de la philosophie, Dieu, à bout de ressources, envoie les esprits des morts dans les tables soi-disants parlantes et dans le crayon des médiums spirites, pour épeler, en cabriolant, le mot graveleux de *Cambronne* ; assaisonnément obligé d'une doctrine idiote ; et c'est Dieu ? Non, c'est le Dieu des spirites qui en est réduit a de pareils espédients ; et ils passent devant Bicêtre sans ôter leur chapeau et sans fredonner le refrain de Béranger : *Salut à notre patrie !!!*

Le spiritisme est un poison mortel pour les intelligences, car l'expérience est là pour attester qu'il conduit souvent à la folie. Ce n'est pas impunément que l'on s'abouche avec les interlocuteurs mystérieux des tables tournantes et soi-disant parlantes ; il en reste une sorte d'étourdissement et d'exaltation mentale qui déterminent presque toujours des perturbations morales et physiques plus ou moins graves. Aux Etats-Unis, on à constaté que le spiritisme est pour un sixième dans les cas de suicide et de folie. Dans un rapport adressé à la société des Etudes Médicales de Lyon, on déclare hors de doute qu'il peut prendre place au rang des causes les plus fécondes d'aliénation mentale. Il devrait donc, comme toutes les institutions malfaisantes, être l'objet d'une surveillance active et d'une énergique répression ; car si les victimes de la secte ont à répondre devant les tribunaux des crimes auxquels elle les entraîne, pourquoi la secte elle-même serait-elle à l'abri de toute responsabilité ? Sans compter que la folie causée par le spiritisme devient souvent furieuse, et, alors, ou bien les initiés surexcités, tournent contre leurs semblables l'ardeur qui les dévore, et vont se réveiller bientôt de leur homicide monomanie sur les échafauds ; ou bien, ils s'arment contre eux-mêmes d'une rage suicide et lèguent à leurs familles des deuils que l'espérance ne console pas.

Beaucoup de gens sérieux en apparences, ne trouvent de vérité, de certitude que dans le spiritisme ; ils cherchent avec témérité la réponse à des questions que l'esprit humain ne saurait résoudre ici-bas Eblouie par l'éclat des phénomènes, l'intelligence perd en quelque sorte la faculté de voir. Dans l'impossibilité où elle est de tout concilier, de ramener à un seul faisceau les traits de lumière qui lui arrivent de toute part, elle s'arrête aux apparences, sans se mettre en souci des contradictions. Aussi, le spiritisme considéré comme moyen d'investigation et de connaissance, supérieur aux lois de l'expérience, est une source de mystifications, et ses révélations sont un chaos où le bon sens et la raison sombrent au lieu de trouver à s'orienter. Et de fait, quelles vérités avons-nous apprises du spiritisme, depuis plus de vingt ans qu'il a fait invasion dans la société? S'il était ce que prétendent ses propagateurs, quel précieux instrument de découverte pour les sciences, quel puissant auxiliaire pour les arts, l'industrie et les mille détails de la vie pratique ? Et cependant, consultons l'expérience et nous verrons que son partage a été la stérilité dans toutes les branches du savoir humain. Citez-nous une découverte due à l'évocation des esprits, une prophétie véritable, c'est-à-dire l'annonce d'évènements futurs encore cachés, soit aux connaissances certaines, soit aux conjectures des hommes. Les *astronomes* ont-ils appris des esprits évoqués le cours des astres et l'apparition des comètes ? Sont-ils aidés par les morts dans leurs arides calculs ? Les *ingénieurs* qui ont tracé nos chemins de fer ou percé nos montagnes, ont-ils consulté, pour la solution de leur difficulté, les *frappeurs d'outre-tombe?* Les *chercheurs d'or*, ont-ils trouvé par les mêmes intermédiaires quelque mine précieuse en Californie? La *médecine* s'est-elle enrichie, par là, de quelque recette nou-

velle pour la guérison de nos maladies ? Avant de
vous garantir contre l'incendie et la grêle, les
Compagnies d'assurances, prennent-elles des infor-
mations auprès des esprits ?

Quand les *médiums spirites*, sont mis en activité
par leur hallucination ou leur folie, quand ces
modernes sybilles montent sur leurs trépieds pour
rendre leurs oracles, qui vous rendra témoignage de leurs dires et de leur sincérité ? Si on les
consulte sur une *alliance de famille*, qui vous répond
qu'elles ne sont pas payées pour favoriser une passion coupable, ou une criminelle cupidité ? Que
penseriez-vous d'un *médecin*, qui au lieu de sonder
votre plaie, s'amuserait à consulter les esprits des
morts ? D'un *pharmacien* qui préparerait sa potion
selon des formules signées par les revenants ?
Livreriez-vous votre vie, ou même vos marchan-
dises, au *conducteur de train* qui marcherait sous
la conduite de telles inspirations ? Compteriez-vous
sur la victoire, un jour de combat, si le *général*
placé à la tête de nos bataillons, s'en rapportait
aux *médiums spirites*, plutôt qu'aux enseignements
des stratégistes ? Vous souriez à de telles questions,
chers lecteurs ? Vos sourires sont l'arrêt même du
bon sens contre ces folles consultations. Oui, le
bon sens public reléguant le spiritisme loin du
monde pratique, a porté contre lui sa sentence
définitive, et l'a rangé parmi les rêveries qui peu-

vent un instant divertir les esprits crédules, mais qui s'évanouissent devant les clartés du bon sens.

Le corps humain reçoit les empreintes de l'âme, et communique avec elle au moyen du médiateur plastique au principe vital, et d'un organisme parfait ; l'harmonie dans les formes se rapproche de l'harmonie dans les idées. Le médiateur plastique commun, c'est la lumière ou le fluide magnétique universel ; la lumière, est la source de la vie, la synthèse des couleurs, l'accord des ombres, l'harmonie des formes et les vibrations des mathématiques vivantes. Mais les ténèbres et leurs fantastiques mirages, mais les erreurs phosphorescentes des cerveaux malades, mais les paroles perdues dans le délire, tout cela ne crée rien, ne réalise rien ; tout cela, en un mot, n'existe pas ; ce sont les limbes de la vie, ce sont les vapeurs de l'ivresse, ce sont les éblouissements nerveux des yeux fatigués. Suivre de pareilles lueurs, c'est marcher dans une impasse ; croire à de pareilles révélations, c'est adorer la mort, la nature vous le dit elle-même.

Les morts ne peuvent pas plus revenir sur la terre qu'ils ont quittée, qu'un enfant ne pourrait rentrer dans le sein de sa mère. Ce que nous appelons la *mort*, est une naissance dans une vie nouvelle. La nature ne défait pas ce qu'elle a fait dans l'ordre des progressions nécessaires de l'existence, et elle ne saurait donner le démenti à ses lois fondamentales. L'âme humaine, servie et limitée par des organes, ne peut qu'au moyen de ces organes mêmes se mettre en rapport avec les choses du monde visible. Le corps est une enveloppe proportionnelle, au milieu matériel dans lequel l'âme doit ici-bas vivre. En limitant l'action de l'âme il la concentre et la rend possible En effet, l'âme sans corps, serait partout, mais partout si peu, qu'elle ne pourrait agir nulle part ; elle serait perdue dans l'infini, elle serait absorbée, et comme anéantie en Dieu.

Dieu en créant les esprits, n'a pu leur donner une personnalité consciencieuse d'elle-même, qu'en leur donnant une enveloppe qui centralise leur action, et l'empêche de se perdre en la limitant. Quand l'âme se sépare du corps, elle change donc nécessairement de milieu, puisqu'elle change d'enveloppe. Elle part revêtue seulement de son enveloppe de lumière ou corps sidéral, et elle monte d'elle-même au-dessus de l'atmosphère, comme l'air remonte au-dessus de l'eau en s'échappant d'un vase brisé. Nous disons que l'âme monte parce que son enveloppe monte, et que son action et sa conscience, sont attachés à son enveloppe.

L'air atmosphérique devient solide pour ces corps de lumière infiniment plus légers que lui, et qui ne pourraient redescendre qu'en se chargeant d'un vêtement plus lourd. Mais où prendraient-ils ce vêtement au-dessus de notre atmosphère? Ils ne pourraient donc revenir de nouveau sur la terre qu'en s'y incarnant de nouveau ; leur retour serait une chute ; ils se noieraient comme esprits libres et recommenceraient leur noviciat. Mais la vraie religion catholique n'admet pas qu'un pareil retour soit possible, car l'âme se revêt pour descendre et se dépouille pour monter

L'extase naturelle ou surexcitée, peut exalter les forces du corps sidéral au point de lui faire entraîner dans son élan le corps matériel, ce qui prouve que la destinée de l'âme est de monter. Les faits de suspension aérienne sont possibles ; mais il est sans exemple qu'un homme ait pu vivre sous terre ou dans l'eau. Il serait également impossible qu'une âme séparée de son corps pût vivre même un seul instant dans l'épaisseur de notre atmosphère. Les âmes des morts ne sont donc pas autour de nous, comme le supposent les tourneurs de tables et les médiums spirites. Ceux que nous aimons peuvent nous apparaître, mais seulement par mirage et par reflet dans le miroir commun, qui est la lumière, dans laquelle se conservent les impressions de tous les verbes, c'est-à-dire de toutes les actions et de toutes les formes ; ils ne peuvent plus s'intéresser aux choses mortelles, et ne tiennent plus à nous que par ceux de nos sentiments qui sont assez élevés pour avoir encore quelque chose de conforme ou d'analogue à leur vie dans l'éternité.

Telles sont les révélations hypothétiques pour la science, mais appuyées sur une série d'inductions rigoureuses, en partant des faits mêmes que la science conteste le moins. D'autre part. l'Evangile déclare que les morts ne peuvent et ne doivent jamais revenir ; que l'ordre de la Providence s'y oppose. Voici le texte qu'on ne saurait trop répéter pour l'opposer aux rêveries et aux hallucinations des *spirites* et au mensonge des *traficants* de communications avec les âmes des morts ; on le trouve vers la fin du seizième chapitre de saint Luc.

« Suivant l'ordre de toutes choses, entre vous et nous, le grand cahos s'est affermi ; en sorte que d'ici on ne peut aller vers vous, et que de la où vous êtes, on ne peut venir ici ».

(C'est Abraham qui parle au mauvais riche.)

CHAPITRE XIII

—

LE MAGNÉTISME DEVANT L'ACADÉMIE DE MÉDECINE

Nous avons déjà fait entrevoir dans les chapitres
qui précèdent, que lorsque la question du magnétisme fut agitée dans le monde savant, les autorités
de l'époque établirent leurs décisions sur des principes inadmissibles. Les gens du monde ne restèrent
pas indifférents à cette lutte ; ils voulurent aussi
donner leur avis sans étudier la question, et,
comme on le pense bien, il n'en résulta pour la
science aucune utilité.

Les uns, après avoir vu quelques faits, ont assi-
gné à l'action magnétique des lois prises dans les
rêves de leur imagination, et, demandant le con-

sentement, la confiance ou la foi, les ont proclamés comme des conditions indispensables. Les autres, non moins insensés, ont nié tous les faits sans vouloir les examiner, ont cherché à déverser le ridicule et le blâme sur tous les défenseurs du magnétisme humain et du somnambulisme magnétique : mais la vérité, comprimée par de vils intérêts et de petites passions, devait les repousser plus tard, et, comme un monument éternel, attester à jamais l'injustice des hommes et leur aveuglement.

C'est dans sa manifestation envers ceux qui prononcèrent d'abord l'anathème contre le magnétisme, c'est dans sa manifestation publique dans les différents hopitaux de Paris et devant les commissaires des corporations savantes, que nous trouverons les moyens infaillibles de dissiper nos doutes sur l'existence et l'utilité du magnétisme humain et du somnambulisme magnétique. — Les attestations nombreuses des savants étrangers suffiraient seules pour mettre cette question importante en dehors de toute discussion ; mais les distances semblent nuire à leur témoignage, il ne sera pour nous qu'accessoire ; notre pays et nos contemporains nous imposeront davantage.

Aussi nous citerons, en France, au nombre des défenseurs de la science qui nous occupe, des noms connus de tous, des noms qui font autorité dans la science et auxquels nous ne rougirons pas de nous associer.

CUVIER, *Leçons d'anatomie comparée*, s'exprime ainsi : « Dans les expériences qui ont pour objet l'action que les systèmes nerveux de deux individus différents peuvent exercer l'un sur l'autre, il faut avouer qu'il est très-difficile de distinguer l'effet de l'imagination de la personne mise en expérience, d'avec l'effet physique produit par la personne qui agit sur elle...... Cependant les effets obtenus sur des personnes déjà sans connaissance avant que l'opération commençât, ceux qui ont lieu sur d'autres personnes après que l'opération même leur a fait perdre connaissance, et ceux que *présentent les animaux*, ne permettent guère de douter que la proximité de deux corps animés, dans certaine position et certains mouvements, n'ait *un effet réel, indépendant de toute participation de l'imagination d'un des deux*. Il parait assez clairement aussi, que ces effets sont dus à une communication quelconque qui s'établit entre leur système nerveux. »

LAPLACE, *Théorie analytique du calcul des probabilités*, page 358, s'exprime ainsi : « Les phénomènes singuliers qui résultent de l'extrême sensibilité des nerfs dans quelques individus, ont donné naissance à diverses opinions sur l'existence d'un nouvel agent que l'on a nommé *magnétisme*.

Il est naturel de penser que la cause de cette action est très-faible, et peut être facilement troublée par un grand nombre de circonstances accidentelles ; aussi, de ce que dans plusieurs cas elle ne s'est manifestée, on ne doit pas conclure qu'elle n'existe jamais. Nous sommes si éloignés de connaître tous les agents de la nature et leurs divers modes d'action. qu'il serait peu philosophique de nier l'existence de phénomènes, uniquement parce qu'ils sont inexplicables dans l'état actuel de nos connaissances. »

Rostan, *dictionnaire de médecine* en 21 volumes, s'exprime en ces termes. « Lorsque fort jeune, j'entendis parler pour la première fois du magnétisme humain, les faits qu'on me racontait étaient si peu en rapport avec les phénomènes *physiologiques que je connaissais,* que j'eus pitié de gens que je croyais atteints d'un nouveau genre de folie, et qu'il ne me vint pas seulement dans l'idée qu'un individu raisonnable ajoutât jamais foi à de pareilles chimères. Pendant plus de dix ans, je parlais et j'écrivis dans ce sens. Exemple déplorable d'une aveugle prévention qui, nous faisant négliger le seul moyen positif d'instruction, l'application de nos sens, nous plonge ainsi dans une erreur longue et souvent indestructible ! Enfin le hazard voulut que par simple curiosité, et par voie d'expérimentation, j'exerçai le magnétisme. La personne qui s'y soumettait n'en connaissait nullement les effets ; cette circonstance est à noter. Quel fut mon étonnement lorsque, au bout de quelques instants, je produisis des phénomènes si singuliers, tellement inacoutumés, que je n'osais en parler à qui que ce fût, dans la crainte de paraître ridicule...... Je n'ai pas constaté les phénomènes magnétiques sur une seule personne ; j'ai pris pour sujet de mes observations des individus de différentes classes, de *différents sexes* ; des personnes dont plusieurs ignoraient jusqu'au nom de magnétisme : des littérateurs, des élèves en médecine, des épileptiques. des dames du monde, des jeunes filles, dont quelques-unes même craignaient de se prêter à mes expériences. J'ai continué ce genre d'examen pendant plusieurs années, par cela seul qu'il m'inspirait un grand intérêt. A un petit nombre d'exceptions près, j'ai toujours obtenu des phénomènes dignes de la plus grande attention. Enfin, notre confrère et ami, M. le docteur Georget, dont le pyrrhonisme ne peut être révoqué en doute, n'a-t-il pas cru devoir se mettre au-dessus de misérables considérations pour publier ce que l'expérience lui avait appris ? Plusieurs de ces expériences ont eu lieu chez moi ; nous n'avions d'autre but, l'un et l'autre, que celui de nous instruire ; nous apportions tous deux un esprit de doute et de recherches. Quel intérêt pouvait avoir le docteur Georget à publier le résultat de ses observations ? et quel intérêt pouvons-nous avoir aujourd'hui à le soutenir ? Si nous croyions qu'il eût été dupe, voudrions-nous partager un pareil reproche ? Et s'il était un fourbe, pourrions-nous assumer une semblable complicité ? »

Voilà l'opinion de savants illustres dont le témoignage ne sera suspect à personne. En peu de mots, ils nous ont déjà appris bien des choses et ont répondu à bien des objections sur la nécessité prétendue du consentement, sur l'imagination, regardée comme cause des phénomènes magnétiques, sur l'action exercée sur les animaux, sur la manière d'envisager l'irrégularité des mêmes effets lorsque la même cause est posée. Déjà n'existent plus ces allégations fausses répétées aveuglement par tous les adversaires du magnétisme (MM. Dupeau, Debreyne, Frère, Lafond-Gouzy, Dubois, d'Amiens), etc., etc.

Eclairé par sa propre expérience et par des témoignages qui prouvent que l'intrigue et le mensonge n'ont qu'un triomphe éphémère, *M. Foissac*, médecin de la Faculté de Paris, sans doute plus hardi que ses confrères, mais non plus éclairé qu'eux sur la philosophie du magnétisme, sollicita, le 11 octobre 1825, l'examen de l'Académie royale de médecine. Après quelques discussions préliminaires, soulevées par divers membres de l'Académie, *M. Double,* faisant observer que l'Académie n'était pas suffisamment préparée à de *semblables débats,* crut qu'il était plus à propos de nommer seulement une commission chargée de faire **un** rapport sur la question de savoir s'il convenait que l'Académie s'occupât de magnétisme.

Cette proposition fut adoptée à une immense majorité, et, le 13 décembre 1825, la commission, composée de MM. Adelon, Burdin aîné, Marc et Parisel, fît, par l'organe de M. Husson rapporteur, le rapport suivant à l'Académie de médecine :

Messieurs,

Vous avez chargé, dans la séance du 11 octobre dernier, une commission composée de MM. **Marc,** Adelon, Pariset, Burdin et moi, de vous faire **un** rapport sur une lettre que M. Foissac, docteur en médecine de la faculté de Paris, a écrite à la section, pour l'engager à renouveler les expériences faites en 1784 sur le magnétisme humain, et pour mettre à sa disposition, si elle jugeait convenable de les répéter, un somnambule qui servirait aux recherches, que des commissaires pris parmi vous, croiraient à propos de tenter.

Avant de prendre une détermination sur l'objet de cette lettre, vous avez désiré être éclairés sur la question de savoir s'il était convenable, que l'Aca-

démie soumît à un nouvel examen une question
scientifique jugée et frappée de réprobation il y a
quarante ans, par l'Académie royale des sciences,
la société royale de médecine, et la faculté de médecine, poursuivie depuis cette époque par le ridicule, enfin abandonnée, ou plutôt délaissée par
plusieurs de ses partisans.

Pour mettre l'Académie à même de prononcer
dans cette cause, la commission a cru devoir comparer les renseignements qu'elle à pu recueillir
sur les expériences faites par ordre du roi en 1784,
avec les ouvrages publiés en dernier lieu sur le magnétisme, avec les espériences dont plusieurs de
ses membres et plusieurs d'entre vous ont été les
témoins. Elle a établi d'abord que quand bien
même les travaux modernes ne seraient que la
répétition de ceux qui furent jugés par les corps
savants, investis en 1784 de la confiance du roi,
un nouvel examen pourrait cependant être encore
utile, parce que dans cette affaire du magnétisme,
on peut, comme dans toutes celles qui sont soumises aux jugements de la faible humanité, en appeler des décisions prises par nos devanciers à un
nouvel et plus rigoureux examen. Eh ! quelle
science plus que la médecine a été aussi sujette à
ces variations qui en ont si souvent changé les
doctrines ? Nous ne pouvons pas ouvrir les fastes
de notre art sans être frappés, non-seulement de

la diversité des opinions qui se sont partagé son domaine, mais encore du peu de solidité de ces jugements, qu'on croyait inattaquables à l'instant où on les portait, et que des jugements nouveaux sont venus réformer. Ainsi, de nos jours, pour ainsi dire, nous avons vu successivement la circulation du sang déclarée impossible, l'inoculation de la petite-vérole, considérée comme un crime, ces énormes perruques, dont plusieurs d'entre nous ont eu la tête surchargée, être proclamées comme infiniment plus salubres que la chevelure naturelle ; et pourtant il a été bien reconnu que le sang circule, nous ne voyons pas qu'on intente de procès aux personnes qui inoculent la petite vérole, et nous avons tous la conviction qu'on peut se très-bien porter sans avoir la tête recouverte de l'attirail grotesque qui occupe le tiers au moins de la surface de chacun des portraits qui nous restent de nos anciens maîtres.

Si des opinions nous passons aux jugements, qui n'a pas encore présente à la pensée la proscription qui frappa toutes les préparations de l'antimoine, sous le décanat du fameux Gui-Patin ? Qui a pu oublier qu'un arrêt du parlement, *sollicité par la faculté de médecine de Paris*, défendit l'usage de l'émétique, et que, quelques années après Louis XIV étant tombé malade et ayant dû sa guérison à ce médicament, l'arrêt du parlement fut révoqué par suite d'un décret de la même faculté, et l'émétique replacé au rang qu'il tient encore dans la matière médicale ? Enfin ce même parlement n'a-t-il pas défendu, en 1763, que l'on pratiquât l'inoculation de la petite-vérole dans les villes et faubourgs de son ressort ? Et onze ans après, en 1774, à quatre lieues de la salle de ses séances, Louis XVI, ses deux frères, Louis XVIII et Charles X, ne se firent-il pas inoculer à Versailles dans le ressort du parlement de Paris ?

Vous voyez donc, Messieurs, que le principe de l'autorité de la chose jugée, si respectable dans une autre sphère que la nôtre, peut être abrogé, et que, par conséquent, dans cette circonstance d'un nouvel examen du magnétisme, votre sollicitude pour la science ne doit pas être enchaînée par un jugement qui aurait été porté précédemment, en admettant même que, comme dans les deux questions précédentes, l'objet à juger fût identiquement semblable à celui sur lequel il a déjà été prononcé.

Mais aujourd'hui le magnétisme ne se présente plus à votre examen tel qu'il a été soumis a celui des corporations savantes qui l'ont jugé ; et sans vouloir rechercher jusqu'à quel point ces jugements ont été précédés d'une étude impartiale des faits, jusqu'à quel point la manière de procéder dans cette étude a été conforme aux principes d'une observation sage et éclairée, la commission s'en rapporte à vous, Messieurs, du soin d'établir si l'on doit ajouter une confiance exclusive et irrévocable aux conclusions d'un rapport dans lequel on trouve cet étrange avertissement, ce singulier exposé du plan d'après lequel les commissaires se proposent d'opérer.

Les malades distingués qui viennent au traitement pour leur santé, disent les commissaires du roi, pourraient être importunés par les questions ; le soin de les observer pourrait ou les gêner ou leur déplaire ; les commissaires eux-mêmes seraient gênés par leur discrétion. Ils ont donc arrêté que leur assiduité n'étant point nécessaire à ce traitement, il suffisait que quelques-uns d'eux y vinssent de temps en temps pour confirmer les premières observations générales, en faire de nouvelles s'il y avait lieu, et en rendre compte à la commission assemblée.

Ainsi on établit en principe que, dans l'examen d'un fait aussi important, les commissaires ne feront point de questions aux personnes soumises aux épreuves, qu'ils ne prendront pas le soin de les observer, qu'ils ne seront pas assidus aux séances dans lesquelles se feront les expériences, qu'ils y viendront de temps en temps, et qu'ils rendront compte de ce qu'ils auront vu isolément à la commission assemblée. Messieurs, votre commission ne peut s'empêcher de reconnaître que ce n'est pas de cette manière que l'on fait à présent les expériences, que l'on observe les faits nouveaux ; et quelque soit l'éclat que la réputation de FRANKLIN, BAILLY, DARCET, LAVOISIER, réflechisse encore sur une génération qui n'est plus la leur, quelque soit le respect qui environne leur mémoire, quel qu'ait été l'assentiment général qui, pendant quarante ans, a été accordé à leur rapport, il est certain que le jugement qu'ils ont porté pèche par la base radicale, par une manière peu rigoureuse de procéder dans l'étude de la question qu'ils étaient chargés d'examiner. Et si nous les suivons près des personnes qu'ils magnétisent ou font magnétiser, surtout les commissaires de la société royale de médecine, nous les voyons dans une disposition peu bienveillante, nous les voyons, malgré toutes les représentations qui leur sont faites, faire des essais, tenter des expériences dans lesquelles ils omettent les conditions morales exigées et annoncées comme indispensables aux succès ; nous voyons enfin l'un de ces derniers, celui qui a été le plus assidu à toutes les expériences, dont nous connaissons toute la probité, l'exactitude. la candeur, M. DE JUSSIEU, se séparer de ses collègues et publier un rapport particulier, contradictoire, qu'il termine en déclarant que les expériences qu'il a faites, et dont il a été témoin, prouvent que l'homme produit sur son semblable une action sensible par le frottement, par le contact, et plus rarement par un simple rapprochement à quelque distance ; que cette action, attribuée à un fluide universel non démontré, lui semble appartenir à la chaleur existante dans les corps ; que cette chaleur émane d'eux continuellement, se porte assez loin et peut passer d'un corps dans un autre , qu'elle est développée, augmentée ou diminuée dans un corps par des causes morales et par des causes physiques ; que, jugée par des effets, elle participe de la propriété des remèdes toniques, et produit, comme eux, des effets salutaires ou nuisibles, selon la quantité de chaleur communiquée, et selon les circonstances où elle est employée ; qu'enfin, un usage plus étendu et plus réfléchi de cet agent fera mieux connaître la véritable action et son degré d'utilité.

Dans cette position, Messieurs, quel est celui des deux rapports qui doit fixer votre indécision ? Est-ce celui dans lequel on annonce que l'on ne questionnera pas les malades, que l'on ne s'astreindra pas à les observer exactement, qu'on peut ne point être assidu aux épreuves ; ou celui d'un homme laborieux, attentif, scrupuleux, exact, qui a le courage de se détacher de ses collègues, de mépriser le ridicule, dont il sait qu'il va être couvert, de braver l'influence du pouvoir, et de publier un rapport particulier dont les conclu--

sions sont diamétralement opposées à celles des autres commissaires? Votre commission n'est pas instituée pour se prononcer à cet égard, mais elle trouve, dans cette divergence d'opinions, un motif nouveau pour prendre en considération la proposition de M. Foissac.

Ainsi, Messieurs, voilà déjà deux raisons pour soumettre le magnétisme à un nouvel examen; l'une, vous l'avez senti, est fondée sur cette vérité, qu'en fait de science un jugement quelconque n'est qu'une chose transitoire; l'autre, que les commissaires chargés par le Roi d'examiner le magnétisme humain, ne nous paraissent pas avoir scrupuleusement rempli leur mandat, et que l'un d'eux à fait un rapport contradictoire. Voyons à présent si nous n'en trouvons pas une troisième dans la différence qui existe entre le magnétisme de 1784 et celui sur lequel on veut fixer aujourd'hui l'attention de l'Académie.

Notre devoir n'est pas d'entrer dans les détails sur l'histoire de cette découverte, sur la manière dont elle a été accueillie en Allemagne et en France; nous devons seulement établir que la théorie, les procédés et les résultats, qui ont été jugés en 1784, ne sont pas les mêmes que ceux que les magnétiseurs modernes nous annoncent, et sur lesquels ils appellent votre examen. D'abord la théorie de Mesmer, fidèlement exposée par les commissaires, et copiée textuellement par eux dans son premier ouvrage, est celle-ci :

« Le magnétisme est un fluide universellement répandu. Il est le moyen d'une influence mutuelle entre les corps célestes, la terre et les corps animés. Il est continué, de manière à ne souffrir aucun vide. Sa subtilité, ne permet aucune comparaison. Il est capable de recevoir, propager, communiquer toutes les impressions du mouvement. Il est susceptible de flux et de reflux. Le corps animal éprouve les effets de cet agent ; et c'est en s'insinuant dans la substance des nerfs, qu'il les affecte immédiatement. On reconnaît particulièrement dans le corps humain, des propriétés analogues à celles de l'aimant ; on y distingue des pôles également divers et opposés. L'action et la vertu du magnétisme, peuvent êtres communiqués d'un corps à d'autres corps animés et inanimés ; cette action a lieu à une distance éloignée, sans le secours d'aucun corps intermédiaire ; elle est augmentée, réfléchie par les glaces, communiquée, propagée, augmentée par le son ; cette vertu peut être accumulée, concentrée, transportée. Quoique ce fluide soit universel, tous les corps animés n'en sont pas également susceptibles. Il en est même, quoique qu'en très-petit nombre, qui ont une propriété si opposée. que leur seule présence, détruit tous les effets de ce fluide dans les autres corps.

Le magnétisme peut guérir immédiatement les maux de nerfs, et médiatement les autres ; il perfectionne l'action des médicaments ; il provoque et dirige les crises salutaires, de manière qu'on peut s'en rendre maître ; par ce moyen, le médecin connaît l'état de santé de chaque individu, et juge avec certitude l'origine, la nature, et les progrès des maladies les plus compliquées ; il en empêche l'accroissement, et parvient à leur guérison sans jamais exposer le malade à des effets dangereux, ou à des suites fâcheuses, quels que soient l'âge, le tempérament et le sexe ; la nature offre, dans le magnétisme, un moyen universel de guérir et de préserver les hommes. »

Ainsi, Messieurs, cette théorie était liée à un système général du monde ; dans ce système tous les corps avaient une influence réciproque les uns sur les autres ; le moyen de cette influence, était un fluide universel, qui pénétrait également les astres, les corps animés et la terre, qui ne souffrait aucun vide. Tous les corps avaient des pôles opposés, et les courants rentrants et sortants, prenaient une direction différente, selon ces pôles, que, Mesmer, comparait à ceux de l'aimant.

Aujourd'hui, les personnes qui ont écrit sur le magnétisme, et celles qui le pratiquent, établissent que l'agent magnétique qui produit tous les phénomènes dont-il est question, est un fluide qui existe dans tous les individus, mais qui ne se sécrète, et n'en émane que d'après la volonté de celui qui veut en imprégner, pour ainsi dire, un autre individu ; que d'après cet acte de sa volonté, il met ce fluide en mouvement, le dirige, le fixe à son gré, et l'enveloppe de cette atmosphère ; que s'il rencontre dans cet individu les dispositions morales analogues à celles qui l'animent, le même fluide se développe dans l'individu magnétisé ; que leurs deux atmosphères se confondent, et que de là naissent ces rapports qui les identifient l'un avec l'autre, rapports qui font que les sensations du premier se communiquent au second, et qui, selon les magnétiseurs modernes, peuvent expliquer cette clairvoyance, que des observateurs assurent avoir vu très-fréquemment chez les personnes que le magnétisme a fait tomber en somnambulisme.

Voilà donc une première différence établie, et qui a paru, à votre commission, d'autant plus digne d'examen, qu'à présent la structure et les fonctions du système nerveux deviennent l'objet de l'étude des physiologistes, et que l'opinion de Reil, d'Autenrieth, et de M. de Humboldt, ainsi que les travaux récents de Bogros, paraissent donner la certitude, non-seulement de l'existence d'une circulation nerveuse, mais même de l'expansion au dehors de ce fluide circulant ; expansion qui a lieu avec une force et une énergie qui forment une sphère d'action qu'on peut comparer à celle où l'on observe l'action des corps électrisés.

Si de la théorie du magnétisme nous passons aux procédés, nous verrons encore une différence totale entre ceux dont se servait Mesmer, d'Eslon et ceux qui sont mis en usage aujourd'hui. Ce sont encore les commissaires du Roi qui nous fourniront les renseignements sur les procédés qu'ils ont vu mettre en usage. Ils ont vu, au milieu d'une grande salle, une caisse circulaire faite de bois de chêne et élevée d'un pied ou d'un pied et demi, qu'on nomme le *baquet*. Le couvercle de cette caisse est percé d'un nombre de trous d'où sortent des branches de fer coudées et mobiles. Les malades sont placés à plusieurs rangs autour de ce baquet ; et chacun a sa branche de fer, laquelle au moyen du coude peut être appliquée directement sur la partie malade. Une corde passée autour de leur corps les unit les uns aux autres ; quelque fois on forme une seconde chaîne en se communiquant par les mains, c'est-à-dire en appliquant le pouce entre le pouce et l'index de son voisin, et en pressant le pouce que l'on tient ainsi. L'impression reçue à la gauche se rend par la droite et circule à la ronde. Un piano est placé dans un coin de la salle, et on y joue différents airs sur des mouvements variés ; on y joint quelque fois le son de la voix et le chant. Tous ceux qui magnétisent ont à la main une baguette de fer, longue de dix à douze pouces. Cette baguette, qui est le conducteur du magnétisme, le concentre dans sa pointe, et en rend les émanations plus puissantes. Le son du piano est aussi conducteur du magnétisme ; les malades, rangés en très-grand nombre et à plusieurs rangs autour du baquet, reçoivent donc à la fois le magnétisme par tous ces moyens, par les branches de fer qui leur transmettent celui du baquet, par la corde enlacée autour du corps, par l'union des pouces, par le son du piano. Les malades sont encore magnétisés directement au moyen du doigt et de la baguette de fer promenés devant le visage, dessus ou derrière la tête, et sur les parties malades, mais surtout ils sont magnétisés par l'application des mains et par la pression sur les hypocondres et sur les régions du bas-ventre, application souvent continuée pendant longtemps, quelquefois pendant plusieurs heures.

Ainsi, Messieurs, les expériences consistaient alors dans une pression mécanique exercée et répétée sur les lombes et sur le ventre, depuis l'appendice sternale jusqu'au pubis ; elles se faisaient alors, ces expériences, dans de grandes réunions sur un grand nombre de personnes en même temps, en présence d'une foule de témoins ; et il était impossible que l'imagination ne fût pas vivement excitée par la vue des appareils, le son de la musique et le spectacle des crises, ou plutôt des convulsions, qui ne manquaient jamais de se développer, que l'imitation répétait, et qui avait souvent des formes tellement effrayantes que les salles du magnétisme avaient reçu dans le monde le nom d'*enfer à convulsions*.

Aujourd'hui, au contraire, nos magnétiseurs ne cherchent plus de témoins de leurs expériences ; ils n'appellent à leur aide ni l'influence de la musique, ni la puissance de l'imitation ; les magnétisés restent seuls ou dans la compagnie d'un ou deux parents ; on ne les enveloppe plus de cordes, on a entièrement abandonné le baquet ainsi que les branches de fer coudées et mobiles qui en sortaient. Au lieu de la pression qu'on exerçait sur les hypocondres, sur l'abdomen, on se borne à des mouvements qui semblent, au premier coup-d'œil, insignifiants, qui ne produisent aucun effet mécanique ; on promène doucement les mains sur la longueur des bras, des avant-bras et des jambes ; on touche légèrement le front, l'épigastre ; on projette vers ces parties ce que les magnétiseurs appellent leur atmosphère magnétique. Ces espèces d'attouchements n'ont rien qui puisse blesser la décence, puisqu'ils ont lieu par-dessus les vêtements, et que souvent même il n'est pas nécessaire que le contact ait lieu ; car, on a vu, et

l'on voit très-fréquemment l'effet magnétique obtenu en promenant les mains à une distance de plusieurs pouces du corps du magnétisé, et même de
plusieurs pieds, quelquefois même à son insu, par
le seul acte de la volonté, par conséquent sans
contact.

Ainsi, sous le rapport des procédés nécessaires
à la production des effets magnétiques, vous voyez
qu'il existe une très-grande différence entre le
mode suivi autrefois, et celui adopté de nos jours.

Mais c'est surtout dans la comparaison des résultats obtenus en 1784, avec ceux que les magnétiseurs modernes disent observer constamment,
que votre commission a cru trouver un des plus
puissants motifs de votre détermination à soumettre le magnétisme à un nouvel examen. Les
commissaires, dont nous empruntons encore les
expressions, nous disent que dans les expériences
dont ils ont été les témoins, les malades offrent un
tableau très-varié par les différents états où ils se
trouvent : quelques-uns sont calmes, tranquilles,
et n'éprouvent rien ; d'autres toussent, crachent,
sentent quelque légère douleur, une chaleur locale
ou universelle, et ont des sueurs ; d'autres, sont
tourmentés et agités par des convulsions. Ces
convulsions sont extraordinaires par leur durée et
par leur force : dès qu'une convulsion commence,
plusieurs autres se déclarent. Les commissaires en

ont vu durer plus de trois heures : elles sont accompagnées d'expectoration d'une eau trouble et visqueuse arrachée par la violence des efforts ; on y a vu quelquefois des filets de sang. Elles sont caractérisées par des mouvements précipités, involontaires de tous les membres et du corps entier, par le resserrement de la gorge, par des soubresauts des hypocondres et de l'épigastre, par le trouble et l'égarement des yeux, par des cris perçants, des pleurs, des hoquets et des rires immodérés ; elles sont précédées ou suivies d'un état de langueur et de rêverie, d'une sorte d'abattement et même d'assoupissement. Le moindre bruit imprévu cause des tressaillements, et l'on a remarqué que le changement de ton et de mesure dans les airs joués sur le piano influait sur les malades, en sorte qu'un mouvement plus vif les agitait davantage et renouvelait la vivacité de leurs convulsions. Rien n'est plus étonnant que le spectacle de ces convulsions ; quand on ne l'a point vu. on ne peut s'en faire une idée, et en le voyant on est également surpris et du repos profond d'une partie de ces malades, et de l'agitation qui anime les autres ; des accidents variés qui se répètent, des sympathies qui s'établissent. On voit des malades se chercher exclusivement et en se précipitant l'un vers l'autre, se sourire, se parler avec affection, et adoucir mutuellement leurs crises. Tous sont soumis à celui qui magnétise, ils ont beau être dans un assoupissement apparent, sa voix, un regard, un signe les en retire. On ne peut s'empêcher de reconnaître à ses effets constants une grande puissance qui agite les malades, qui les maîtrise, et dont celui qui magnétise semble être le dépositaire. Cet état convulsif est appelé improprement crise dans la théorie du magnétisme.

Aujourd'hui, il n'y a plus de convulsions ; si quelque mouvement nerveux se déclare, on cherche à l'arrêter ; on prend toutes les précautions possibles pour ne point troubler les personnes soumises à l'action du magnétisme ; on n'en fait plus un sujet de spectacles. Mais si l'on n'observe plus ces crises, ces cris, ces plaintes, ce spectacle de convulsions, que les commissaires avouent être si extraordinaires, on a, depuis la publication de leur rapport, observé un phénomène que les magnétiseurs disent tenir presque du prodige : votre commission veut parler du somnambulisme produit par l'action magnétique.

C'est M. de Puységur qui l'a observé le premier dans sa terre de Busancy, et qui l'a fait connaître à la fin de 1784, quatre mois après la publication du rapport des commissaires du roi.

Vingt-neuf ans après, en 1813, le respectable M. Deleuze, à la véracité, à la probité, à l'honneur duquel votre commission se plaît à rendre hommage, lui a consacré un chapitre tout entier dans son *histoire critique du magnétisme*, ouvrage dans lequel l'auteur a exposé avec autant de sagacité que de talent et de méthode, tout ce qu'on recueillait péniblement dans les nombreux écrits publiés sur ce sujet à la fin du siècle dernier.

Plus tard, au mois de mai 1819, un ancien élève, et un élève distingué de l'école polytechnique, qui venait de recevoir le doctorat à la faculté de médecine de Paris, M. Bertrand, fit avec un grand éclat et devant un nombreux auditoire, un cours public sur le magnétisme et le somnambulisme. Il le recommença, avec le même succès, à la fin de cette même année, en 1820 et 1821 ; puis, l'état de sa santé ne lui permettant plus de se livrer à l'enseignement public, il fit paraître, en 1822, son *Traité de somnambulisme*, qui fut le premier ouvrage *ex-professo* sur ce sujet, ouvrage dans lequel, outre les expériences propres à l'auteur, on trouve réunis un très-grand nombre de faits peu connus sur les possédés, les prétendus inspirés, et les illuminés des différentes sectes. Avant M. Bertrand, notre estimable, laborieux et modeste collègue, M. Georget, avait analysé cet étonnant phénomène d'une manière véritablement philosophique et médicale dans son important ouvrage intitulé : *De la physiologie du système nerveux* ; et c'est dans cet ouvrage, ainsi que dans le traité du docteur Bertrand, et dans le travail de M. Deleuze, que votre commission a puisé les notions suivantes sur le somnambulisme.

Si l'on en croit les magnétiseurs modernes, et à cet égard, leur accord est unanime, lorsque le magnétisme produit le somnambulisme, l'être qui se trouve dans cet état, acquiert une extension prodigieuse dans la faculté de sentir. Plusieurs de ces organes extérieurs, ordinairement ceux de la vue et de l'ouïe, sont assoupis, et toutes les sensations qui en dépendent, s'opèrent intérieurement. Le somnambule a les yeux fermés, il ne voit pas par les yeux, il n'entend point par les oreilles ; mais il voit et entend mieux que l'homme éveillé. Il ne voit et n'entend que ceux avec lesquels il est en rapport, et ne regarde ordinairement que les objets sur lesquels on dirige son attention. Il est soumis à la volonté de son magnétiseur pour tout ce qui ne peut lui nuire et pour tout ce qui ne contrarie point en lui les idées de justice et de vérité. Il sent la volonté de son magnétiseur ; il aperçoit le fluide magnétique ; il voit, ou plutôt il sent l'intérieur de son corps et celui des autres ; mais il n'y remarque ordinairement que les parties qui ne sont point dans l'état naturel, et dont l'harmonie est troublée. Il retrouve, dans sa mémoire, le souvenir des choses qu'il avait oubliées pendant la veille. Il a des prévisions, des pressentiments qui peuvent être erronés dans plusieurs circonstances, et qui sont limités dans leur étendue. Il s'énonce avec une facilité surprenante; il n'est point exempt d'une vanité qui naît de la conscience du développement de cette singulière faculté. Il se perfectionne de lui-même, pendant un certain temps, s'il est conduit avec sagesse; mais il s'égare, s'il est mal dirigé. Lorsqu'il rentre dans l'état naturel, il perd absolument le souvenir de toutes les sensations et de toutes les idées qu'il a eu dans l'état de somnambulisme, tellement ces deux états sont si étrangers l'un à l'autre, que le somnambule et l'homme éveillé, semblent être deux êtres différents.

Souvent, dans ce singulier état, on est parvenu à paralyser, à fermer entièrement les sens aux impressions extérieures, à tel point qu'un flacon contenant plusieurs onces d'ammoniaque concentrée a pu être tenu sous le nez pendant cinq, dix, quinze minutes et plus, sans produire le moindre effet, sans empêcher aucunement la respiration, sans même provoquer l'éternument; à tel point que la peau était également d'une insensibilité complète, lorsqu'on la pinçait de manière à la faire devenir noire, lorsqu'on la piquait : bien plus elle a été absolument insensible à la brûlure du moxa, à la vive irritation déterminée par l'eau chaude très chargée de farine de moutarde, brûlure et irritation qui étaient vivement senties et

e trêmement douloureuses. lorsque la peau repre-
nait sa sensibilité normale.

Certes, Messieurs, tous ces phénomènes, s'ils
sont réels, méritent bien qu'on en fasse une étude
particulière ; et c'est précisément parce que votre
commission les à trouvés tout-à-fait extraordinaires, et jusqu'à présent inexpliqués, nous ajoutons même incroyables, quand on n'en a pas été
témoin, qu'elle n'a pas balancé à vous les exposer,
bien convaincu que comme elle, vous jugerez convenable de les soumettre à un examen sérieux et
réfléchi. Nous ajouterons que les commissaires
du roi n'en ayant pas eu connaissance, puisque le
somnambulisme ne fut observé qu'après la publication de leur rapport, il devint instant d'étudier
cet étonnant phénomène, et d'éclaircir un fait qui
unit d'une manière si intime la psychologie et la
physiologie ; un fait, en un mot, qui, s'il est
exact, peut jeter un si grand jour sur la thérapeutique.

Et s'il est prouvé, comme l'assurent les observateurs modernes, que dans cet état de somnambulisme dont nous venons de vous exposer analy-
tiquement les principaux phénomènes, les personnes
magnétisées aient une lucidité qui leur donne des
idées positives sur la nature de leurs maladies, sur
la nature des affections des personnes avec lesquelles on les met en rapport, et sur le genre de trai-

tement à opposer dans ces deux cas ; s'il est constamment vrai, comme on prétend l'avoir observé en 1820, à l'Hôtel-Dieu de Paris, que pendant ce singulier état, la sensibilité soit tellement assoupie qu'on puisse impunément cautériser les somnambules ; s'il est également vrai que, comme on assure d'avoir vu à la Salpétrière en 1821, les somnambules jouissent d'une prévision telle, que des femmes, bien reconnues comme épileptiques et comme telles traitées depuis longtemps, aient pu prévoir vingt jours d'avance le jour, l'heure, la minute ou l'accès épileptique devaient leur arriver, et arrivait en effet ; si enfin, il est également reconnu par les mêmes magnétiseurs que cette singulière faculté peut être employée avec avantage dans la pratique de la médecine, il n'y a aucune espèce de doute que ce seul point de vue ne mérite l'attention et l'examen de l'Académie.

A ces considérations, toutes prises dans l'intérêt de la science, permettez-nous d'en ajouter une que nous puisons dans l'amour-propre national. Les médecins français doivent-ils rester étrangers aux recherches que font sur le magnétisme les médecins du nord de l'Europe ? Votre commission ne le pense pas. — Dans presque tous les royaumes de ces contrées, le magnétisme est étudié et exercé par des hommes fort habiles, fort peu crédules ; et si son utilité n'y est pas généralement reconnue, on assure du moins que sa réalité n'y est pas mise en doute. — Ce ne sont plus seulement des écrivains enthousiastes qui donnent des théories ou qui rapportent des faits ; ce sont des médecins et des savants d'un ordre distingué.

En Prusse, M. Hufeland, après s'être prononcé contre le magnétisme ; s'est rendu a ce qu'il appelle l'évidence, et s'en est déclaré partisan. On a établi à Berlin une clinique considérable, dans laquelle on traite avec succès les malades par cette méthode ; et plusieurs médecins ont aussi des traitements avec l'autorisation du gouvernement, car il n'est permis qu'à des médecins approuvés d'exercer publiquement le magnétisme.

A Francfort, M. le docteur Passavant a donné un ouvrage extrêmement remarquable, non-seulement par l'exposition des faits, mais encore par les conséquences morales et psychologiques qu'il en déduit ; à Groningue, M. le docteur Bosker, qui jouit d'une grande réputation, a traduit en hollandais l'histoire critique du magnétisme de notre honorable compatriote M. Deleuze, et il y a joint un volume d'observations faites au traitement qu'il a établi conjointement avec ses confrères. — A Stockholm, on soutient pour le grade de docteur en médecine des thèses sur le magnétisme, comme on en soutient dans toutes les universités sur les diverses parties de la science.

A Pétersbourg, M. le docteur Stoffreghen, premier médecin de l'empereur de Russie, et plusieurs autres médecins, ont également prononcé leur opinion sur l'existence et l'utilité du magnétisme humain. Quelques abus auxquels on a été exposé lorsqu'on en faisait usage sans précaution, ont fait suspendre les traitements publics; mais les médecins y ont recours dans leurs pratiques particulières lorsqu'ils le jugent utile — Près de Moscou, M. le comte de Panin, ancien ministre de Russie, a établi dans sa terre, sous la direction d'un médecin, un traitement magnétique, où se sont opérées, dit-on, plusieurs guérisons importantes.

Resterons-nous en arrière des peuples du Nord, Messieurs; n'accorderons-nous aucune attention à un ensemble de phénomènes qui a fixé celles des nations que nous avons le noble orgueil de croire en arrière de nous pour la civilisation et pour l'avancement dans les sciences ? Votre commission, Messieurs, vous connaît trop pour le craindre.

Enfin, n'est-il pas déplorable que le magnétisme s'exerce, se pratique, pour ainsi dire, sous vos yeux par des gens tout-à-fait étrangers à la médecine, par des femmes qu'on promène clandestinement dans Paris, par des individus qui semblent faire mystère de leur existence ? Et l'époque n'est-elle pas arrivée où, selon le vœu exprimé depuis longues années par les personnes honnêtes et par les médecins qui n'ont pas cessé d'étudier et d'observer dans le silence les phénomènes du magnétisme, la médecine française doive enfin, s'affranchissant de la contrainte, à laquelle paraissent l'avoir condamnée les jugements de nos devanciers, examiner, juger par elle-même des faits attestés par des personnes à la moralité, à la véracité, à l'indépendance et au talent desquelles tout le monde s'empresse de rendre hommage ?

Nous ajoutons, Messieurs, que, par le mode de votre institution, vous devez connaître de tout ce qui peut avoir rapport à l'examen des remèdes extraordinaires et secrets, et que ce qu'on vous annonce du magnétisme, ne fut-il qu'une jonglerie imaginée par des charlatans pour tromper la foi publique, il suffit que votre surveillance soit avertie pour que vous ne balanciez pas à remplir un de vos premiers devoirs, à user d'une de vos plus honorables prérogatives, celle qui vous est conférée par l'ordonnance royale de votre création, l'examen de ce moyen qui vous est annoncé comme un moyen de guérison.

En se résumant, Messieurs, la commission pense :

1° Que le jugement porté en 1784 par les commissaires chargés par le roi d'examiner le magnétisme, ne doit, en aucune manière, vous dispenser de l'examiner de nouveau, parce que dans les sciences un jugement quelconque n'est point une chose absolue, irrévocable.

2° Parce que les expériences d'après lesquelles ce jugement a été porté paraissent avoir été faites sans ensemble, sans le concours simultané et nécessaire de tous les commissaires, et avec des dispositions morales qui devaient, d'après les principes du fait qu'ils étaient chargés d'examiner, les faire complètement échouer.

3° Que le magnétisme jugé ainsi en 1784, diffère entièrement, par la théorie, les procédés et les résultats de celui que des observateurs exacts, probes, attentifs, que des médecins éclairés, laborieux, opiniâtres, ont étudiés dans ces dernières années.

4° Qu'il est de l'honneur de la médecine française de ne pas rester en arrière des médecins allemands dans l'étude des phénomènes que les partisans éclairés et impartiaux du magnétisme annoncent être produits par ce nouvel agent.

5° Qu'en considérant le magnétisme comme un remède secret, il est du devoir de l'Académie de l'étudier, de l'expérimenter, afin d'en enlever l'usage et la pratique aux gens tout-à-fait étrangers à l'art, qui abusent de ce moyen et en font un objet de lucre et de spéculation.

D'après toutes ces considérations, votre commission est d'avis que la section doit adopter la proposition de M. Foissac, et charger une commission spéciale de s'occuper de l'étude et de l'examen du magnétisme humain.

Signé : Adelon, Pariset, Marc, Burdin aîné. Husson, *rapporteur*.

La justesse des considérations, présentées par les membres de la commission académique, souleva de longues et intéressantes discussions que le plan que nous suivons ne nous permet pas de rapporter ici. Disons seulement qu'elles eurent pour resultat de décider les Académiciens de 1825 à examiner de nouveau le magnétisme humain et le somnambulisme provoqué par le magnétisme, et à reviser ainsi les travaux de leurs illustres devanciers de 1784.

M. Desgenettes, rejetta l'examen en se fondant principalement sur cette raison que le magnétisme venait d'Allemagne.

M. Bailly, parce qu'il était à craindre que par suite de l'action à distance (qu'on ne pouvait nier), quelque magnétiseur ne vînt de son grenier de Paris ébranler les trônes de la Chine et du Japon

M. Double. parce qu'en 1784 le magnétisme était vêtu à la française, qu'il l'est aujourd'hui d'un simple frac, et qu'on ne trouve, parmi ses séctateurs, que deux classes de personnes, les *dupes* et les *fripons*.

M. Laënnec, parce qu'il n'y a qu'un *dixième* des

faits de *réels*, et que les phénomènes présentés par les magnétiseurs et par les magnétisés diffèrent selon les dispositions physiques et morales de chacun d'eux.

M Rochoux, parce que les phénomènes magnétiques réels devaient être placés dans la classe des hallucinations.

M. Nacquart, parce que nos connaissances actuelles ne permettent pas d'expliquer les phénomènes du somnambulisme.

M. Récamier, protesta contre l'examen, parce que le magnétisme n'avait fait faire aucune découverte en thérapeutique, parce que la clairvoyance magnétique n'existe pas, malgré qu'il eût reconnu antérieurement : 1° La réalité de l'action magnétique ; 2° Les effets à distance ; 3° L'insensibilité des somnambules, c'est-à-dire les trois ordres de faits contestés le plus généralement.

M. Renauldin, cria de toutes ses forces que le magnétisme était *une bêtise* morte et enterrée depuis longtemps, et que ce n'était pas à l'Académie de l'exhumer.

M. Gasc, termina noblement cette discussion mémorable, en assurant que le magnétisme était indigne de l'attention de l'Académie, attendu qu'il ne produisait que des convulsions, l'épilepsie et l'hystérie ; qu'on ne devait pas s'étonner du reste si quelques somnambules avaient donné des descriptions assez exactes de leurs organes thoraciques, parce que *les cuisinières en allant au marché ont souvent l'occasion de voir des cœurs de bœuf.*

MM. Chardel, Marc, Itard, Georget, L'Herminier, Husson, combattirent victorieusement les arguments de leurs confrères. Mais lorsqu'on eut décidé que chaque membre écrirait son bulletin et le déposerait dans l'urne (ce qui n'avait pas encore eu lieu en matière de science), les plus zélés adversaires, qui ne se souciaient nullement de la publicité, s'esquivèrent tout doucement, sous divers prétextes (un pansement, la migraine, une consultation, l'heure du dîner), ce qui n'empêcha pas qu'au dépouillement du scrutin il ne se trouvât une majorité de quarante-cinq voix contre quinze en faveur de l'examen.

La commission, nommée pour contrôler les expériences magnétiques, le 28 février 1826, *par M. Désormeau*, président de l'Académie, fut composée de MM. Bourdois de la Mothe, Double, Magendie, Guersant, Laënnec, Thillaye, Marc, Itard, Fouquier et Guénau de Mussy.

M. Magendie, s'était offert avec tant de grâce, pour faire partie de la commission, que ses confrères le choisirent tous d'une voix pour secrétaire. Or, dès que les premières expériences faites dans le local de l'Académie, eurent prouvé qu'il y avait quelque chose de réel dans le magnétisme, M. le secrétaire s'empressa de démontrer à la commission qu'il était inutile de dresser des procès-verbaux, de les laisser entre les mains de M. Foissac, à qui l'on avait écrit, que ces procès-verbaux étaient rédigés *avec une exactitude et une impartialité qui ne sauraient être soupçonnées.* (Lettre de M. Magendie a M. Foissac, du 22 mai 1826).

Instruit de ce qui venait d'arriver, M. Foissac exigea que les démonstrations eussent lieu désormais chez lui, et que le procès-verbal de chaque séance fût signé de suite par tous les assistants. Ces précautions injurieuses blessaient tellement la dignité de M. le secrétaire, elles neutralisaient si bien sa bonne volonté, qu'il ne put se résoudre à donner plus longtemps ses soins à l'examen du magnétisme ; et, sans envoyer sa démission, il cessa d'assister aux séances de M. Foissac.

Quelques mois après, la commission, ayant reconnu la nécessité de faire des expériences dans les hôpitaux, s'adressa à M. Pariset pour obtenir la permission de magnétiser les épileptiques de la Salpétrière, et chargea M. Magendie, en sa double qualité de secrétaire et de médecin de cet hospice, de lui rendre compte des résultats. Tout autre que lui eût été fort embarassé, car la position devenait délicate. En effet, s'il refusait nettement, il montrait toute la force de ses préventions, et en acceptant, il confirmait, par sa présence et par les

procès-verbaux *exigés*, la réalité d'une découverte
qui l'intéressait peu. Que faire ?.. Il ne répondit
pas un mot à la lettre de la commission, et se
contenta, *six semaines après*, d'assurer verbalement
au président (M. Bourdois de la Mothe), qu'il
donnerait à M. Foissac *toutes les facilités possibles*
pour ses essais magnétiques. Celui-ci étant prévenu
de *ces dispositions favorables*, se rendit à la Salpétrière, le 3 janvier 1827. On commença par exiger
qu'il n'y eût d'admis que les médecins et les élèves
de l'établissement, et, s'il y avait lieu, un petit
nombre de médecins étrangers ; que, sous quelque
prétexte que ce fût, M. Foissac n'entrât à la Salpétrière à une autre heure que celle de ses expériences ; qu'il ne magnétisât que les malades, au
choix de MM. Pariset et Magendie, etc., etc. Ces
préliminaires terminés, le magnétiseur crut qu'il
ne s'agissait plus que de passer à l'application, et
de jouir de toutes les facilités données ; mais c'était
ici précisément que se trouvait le nœud gordien.
On avait espéré que l'abondance des précautions
contre la *supercherie*, finirait par faire perdre
patience à M. Foissac, et l'engagerait à s'excuser
auprès de la commission et des commissaires. Mais
rien de tout cela n'étant arrivé, on exigea encore
l'autorisation du conseil général des hospices, qui
la *refusait constamment dans toutes les occasions*.
M. Foissac ne s'attendait pas à cette nouvelle *faci-*

lité possible. Néanmoins il conserva son sang froid
ordinaire, et s'efforça de prouver à l'honorable
professeur, que les médecins avaient toujours eu la
permission de traiter les malades comme ils l'en-
tendaient ; que si l'on ne se faisait aucun scrupule
d'employer les poisons les plus redoutables, on ne
devait pas craindre que de légers mouvements,
faits par une main bienveillante, causassent de
graves accidents, ou fussent considérés comme des
moyens *dangereux*. Tout cela était assez logique
sans contredit, mais c'était un tort de plus ; aussi,
le règlement à la main, on s'en tint à la lettre.
Et ceci, pour le dire en passant, apprit a Messieurs
les magnétiseurs qu'outre l'action magnétique, il y
a plusieurs sortes d'*actions*, et que, si l'on ne
guérit pas ses malades à l'aide de la morphine, de
la strychnine, de l'acide hydrocianique et autres
médicaments aussi innocents, du moins on sait
parfaitement empêcher ses confrères d'être plus
heureux que soi.

Cinq ou six mois s'écoulèrent sans que M. Foissac
et ses coopérateurs, pussent surmonter les diffi-
cultés qui leur étaient opposées de toute part ;
mais au bout de ce temps, M. Fouquier, déjà convaincu par la guérison de plusieurs malades, et
cédant aux sollicitations de ses confrères, ouvrit à
M. Foissac l'entrée de son hôpital (la charité) ; il
lui laissa magnétiser huit ou dix malades, au

nombre desquels se trouvaient un épileptique
et un paralytique *incurables*, qui revinrent cependant à la santé Pendant le nouveau mode de traitement et au milieu des plus beaux succès, M.
Fouquier, obligé de faire un petit voyage, demanda
un congé à l'administration, et la permission de
continuer des expériences qui promettaient un si
beau résultat ; mais le conseil refusa tout net,
aimant mieux voir mourir les malades *selon les
règles* que de compromettre ses précédents. Les
membres de la commission, blessés au vif d'une
pareille conduite, et sachant fort bien d'ailleurs
quels étaient ceux de leurs confrères à qui ils en
étaient redevables, décidèrent que l'on écrirait à
MM les administrateurs, au nom de l'Académie
royale de médecine, dont ils étaient délégués, pour
demander qu'on leur permit d'examiner ce que
pouvaient faire sur les moribonds quelques gestes
à distance, ou quelques frictions manuelles, réunies
à l'intention de guérir. Voici la réponse du conseil :

A Monsieur le docteur Bourdois de la Mothe,
Président de la commission du magnétisme.

Paris, le 10 décembre 1827.

Monsieur,

Le conseil général des hospices a entendu, dans
sa dernière séance, la lecture de la lettre que vous

lui avez adressée ; sous la date du 3 de ce mois, relativement aux expériences commencées dans l'hôpital de la Charité, sur le magnétisme.

Le conseil a pesé tous les motifs présentés dans votre lettre ; cependant il ne peut consentir à ce qu'il soit fait, dans les établissements confiés à sa surveillance, des expériences sur un traitement qui donne lieu depuis longtemps à des débats entre les hommes les plus instruits.

En me chargeant, Monsieur, de vous faire connaître cette décision, le conseil m'a invité à vous témoigner tous les regrets qu'il éprouve de ne pouvoir seconder, dans cette circonstance, les intentions *des médecins éclairés* qui composent la commission que vous présidez.

J'ai l'honneur d'être, etc.,

VALDRUCHE.

Cette lettre est d'une telle utilité comme document, que nous avons cru devoir la citer toute entière ; elle témoigne, d'une manière positive, que la prévention a sa logique à part.

M. Pariset, médecin de la Salpétrière, fit son possible pour favoriser les expériences magnétiques de la commission académique, dans son hôpital ; M. Guersant dans l'hôpital des enfants ; M. Fouquier, dans celui de la Charité ; MM. Guénau et Husson, dans l'Hôtel-Dieu : M. Itard, dans l'institution des sourds et muets. Mais en vertu d'un arrêté du conseil général des hospices, qui défendait l'usage de tout remède nouveau qui n'aurait pas été approuvé par une commission nommée par le conseil, les expériences magnétiques ne purent être continuées dans les hôpitaux.

Réduite à ses propres ressources et à celles que les relations particulières de ses membres pouvaient lui offrir, la commission de l'Académie fit un appel aux personnes connues pour avoir fait du magnétisme humain l'objet de leurs recherches. MM. Foissac, Chapelain et Dupotet facilitèrent la suite des expériences magnétiques de la commission et fournirent les matériaux du rapport.

Les commissaires nommés par l'Académie de médecine, le 28 février 1826, observèrent et produisirent eux-mêmes, pendant six ans, avec le concours de MM. Foissac, Chapelain et Dupotet, les faits magnétiques les plus concluants : Ils reconnurent et avouèrent hautement que l'homme a la faculté d'agir magnétiquement sur son semblable ; que l'action magnétique est assez puissante pour triompher seule de maladies rebelles aux médications les plus énergiques ; que cette action développait souvent un état particulier appelé *somnambulisme magnétique*, et faisait voir, dans celui qu'elle modifiait, des facultés nouvelles, ou plutôt cachées jusqu'alors, celle de se prescrire des médicaments convenables, de ressentir la maladie des personnes avec lesquelles on le met en rapport, et de lui enseigner les moyens curatifs ; et, dans les séances des 21 et 28 juin 1831, M. Husson lut, en pleine Académie, un rapport favorable à cette science.

Cependant, pour empêcher aucun doute de s'élever dans les esprits, sur l'impartialité des commissaires de l'Académie, nous allons citer textuellement le passage du rapport, dans lequel ils se justifient des imputations qu'ils prévoient leur être adressées et que M. Dubois ne leur a pas ménagées.

« Ne croyez pas, Messieurs, que votre commission ait, dans aucune circonstance, confié à d'autres qu'à elle le soin de la direction des expériences dont elle a été témoin ; que d'autres que le rapporteur ait tenu, minute par minute, la plume pour la rédaction des procès-verbaux constatant la succession des phénomènes qui se présentaient et à mesure qu'ils se présentaient. La commission a mis à remplir tous ses devoirs l'exactitude la plus scrupuleuse, et si elle rend justice à ceux qui l'ont aidée de leur bienveillante coopération, elle doit détruire les plus légers doutes qui pourraient s'élever dans vos esprits, sur la part plus ou moins grande qu'elle aurait prise dans l'examen de la question. C'est elle qui a toujours conçu les divers modes d'expérimentation, qui en a tracé les plans, qui en a constamment dirigé le cours, qui en a suivi et écrit la marche ; enfin, en se servant d'auxiliaires plus ou moins zélés, elle a toujours été présente, et toujours elle a imprimé sa direction propre à tout ce qui a été fait. Il en est du magnétisme, Messieurs, comme de beaucoup d'autres opérations de la nature, c'est-à-dire qu'il est nécessaire que certaines conditions soient réunies pour produire tels et tels effets ; c'est une vérité incontestable, et qui, s'il était besoin de preuves pour la constater, se trouverait confirmée par ce qui arrive dans les divers phénomènes physiques. Ainsi, sans sécheresse dans l'atmosphère, vous ne pourrez pas développer l'électricité. Sans la chaleur, vous n'obtiendrez jamais la combinaison du plomb et de l'étain, qui est la soudure commune des plombiers ; sans la lumière du soleil, vous ne verrez pas s'enflammer spontanément le mélange de parties égales en volume de chlore et d'hydrogène. Que ces conditions soient extérieures ou physiques, comme celles que nous venons de citer ; qu'elles soient intimes ou morales, comme celles que les magnétiseurs prétendent être indispensables au développement des phénomènes magnétiques, il suffit qu'elles existent et qu'elles soient exigées par eux pour que la commission ait dû se faire une obligation de chercher à les réunir, et un devoir de s'y soumettre. Pourtant nous n'avons dû ni voulu nous dépouiller de cette inquiète curiosité qui nous portait en même temps à varier nos expériences, et à mettre en défaut, si nous le pouvions, les pratiques et les promesses de certains magnétiseurs.

Dans toutes les expériences que nous avons faites, le silence le plus rigoureux a été toujours observé, parce que nous avons pensé que dans le développement de phénomènes aussi délicats, l'attention du magnétiseur et du magnétisé ne devait être distraite par rien d'étranger. Nous ne voulions pas d'ailleurs mériter le reproche d'avoir nui, par des conversations ou des distractions, au succès de l'expérience ; et nous avons toujours eu soin que l'expression de nos physionomies n'inspirât ni gêne au magnétiseur ni doute au magnétisé. Notre position, nous aimons à le répéter, a été constamment celle d'observateurs curieux et impartiaux. »

La commission n'a pas suivi, dans l'énumération des faits qu'elle a observés, l'ordre des temps dans lequel ils ont été recueillis ; il lui a paru plus convenable, et surtout plus rationnel, de les classer dans les conclusions du rapport, selon le degré plus ou moins prononcé de l'action magnétique.

Les commissaires terminent ainsi leur rapport :

« A tous ces faits que nous avons si péniblement recueillis, que nous avons observés avec tant de défiance et d'attention, que nous avons cherché à

classer de la manière qui pût le mieux nous faire
suivre le développement des phénomènes dont nous
avions été les témoins, que nous nous sommes surtout efforcés de vous présenter, dégagés de toutes
les circonstances accessoires qui en auraient em-
barrassé et embrouillé l'exposition, nous pourrions
ajouter ceux que l'histoire ancienne et l'histoire
moderne nous rapportent sur les prévisions qui se
sont réalisées, sur les guérisons obtenues par l'imposition des mains, sur les extases, sur les convul-
sionnaires, sur les oracles, sur les hallucinations,
enfin sur tout ce qui s'éloignant des phénomènes
physiques explicables par l'action d'un corps sur
un autre, peut être considéré comme un effet dé-
pendant d'une influence morale non appréciable
par nos sens. Mais la commission était instituée
pour examiner le somnambulisme, pour faire des
expériences sur ce phénomène qui n'avait pas été
observé par les commissaires de 1784. Elle a la
confiance que le travail qu'elle vous présente est
l'expression fidèle de tout ce qu'elle a observé.
Les obstacles qu'elle a rencontrés vous sont connus;
ils sont en partie cause du retard qu'elle a mis à
vous présenter son rapport, quoique depuis longtemps les matériaux en fussent entre ses mains.

Toutefois, nous sommes loin de nous excuser et
de nous plaindre, puisqu'il donne à nos observations un caractère de maturité et de réserve qui

doit appeler votre confiance sur des faits que nous vous racontons, loin de la prévention et de l'enthousiasme que vous pourriez nous reprocher, si nous les avions recueillis la veille. Nous ajoutons qu'il est loin de notre pensée de croire avoir tout vu; aussi nous n'avons pas la prétention de vous faire admettre comme axiôme qu'il n'y a de positif dans le magnétisme que ce que nous mentionnons dans ce rapport. Loin de poser des limites à cette partie de la science physiologique, nous avons au contraire l'espoir qu'un nouveau champ lui est ouvert; et, garants de nos propres observations, les présentant avec confiance à ceux qui, après nous, voudront s'occuper de magnétisme, nous nous bornerons à en tirer les conclusions suivantes :

Conclusions.

Les conclusions du rapport sont la conséquence des observations dont il se compose.

1° Le contact des pouces ou des mains, des frictions ou certains gestes que l'on fait à peu de distance du corps, et appelés passes, sont les moyens employés pour se mettre en rapport, ou, en d'autres termes, pour transmettre l'action du magnétiseur au magnétisé.

2° Les moyens qui sont extérieurs et visibles ne sont pas toujours nécessaires, puisque dans plusieurs occasions la volonté, la fixité du regard, ont suffi pour produire les phénomènes magnétiques, même à l'insu des magnétisés.

3° Le magnétisme a agi sur des personnes de sexe et d'âges différents.

4° Le temps nécessaire pour transmettre et faire éprouver l'action magnétique a varié depuis une demi-heure jusqu'à une minute.

5° Le magnétisme n'agit pas en général sur les personnes bien portantes.

6° Il n'agit pas non plus sur tous les malades.

7° Il se déclare quelquefois, pendant qu'on magnétise, des effets insignifiants et fugaces que nous n'attribuons pas au magnétisme seul ; tels qu'un peu d'oppression, de chaleur ou de froid, et quelques autres phénomènes nerveux dont on peut se rendre compte sans l'intervention d'un agent particulier, savoir, par l'espérance ou la crainte, la prévention et l'attente d'une chose inconnue et nouvelle, l'ennui qui résulte de la monotomie des gestes, le silence et le repos observés dans les espériences, enfin par l'imagination qui exerce un si grand empire sur certains esprits et sur certaines organisations.

8° Un certain nombre des effets observés nous ont paru dépendre du magnétisme seul, et ne se sont pas reproduits sans lui. Ce sont des phénomènes physiologiques et thérapeuthiques bien constatés.

9° Les effets réels, produits par le magnétisme, sont très-variés. Il agite les uns, calme les autres ; le plus ordinairement il cause l'accélération momentanée de la respiration et de la circulation, des mouvements convulsifs, fibrillaires, passagers, ressemblant à des secousses électriques, un engourdissement plus ou moins profond, de l'assoupissement, de la somnolence, et dans un petit nombre de cas, ce que les magnétiseurs appellent somnambulisme.

10° L'existence d'un caractère unique propre à faire reconnaître dans tous les cas la réalité de l'état de somnambulisme n'a pas été constatée.

11° Cependant on peut conclure avec certitude que cet état existe quand il donne lieu au développement des facultés nouvelles qui ont été désignées sous les noms de clairvoyance, d'intuition, de prévision intérieure, ou qu'il produit de grands changements dans l'état physiologique, comme l'insensibilité, un accroissement subit et considérable de forces, et que cet effet ne peut être rapporté à une autre cause.

12° Comme parmi les effets attribués au somnambulisme, il en est qui peuvent être simulés, le somnambulisme lui-même peut être quelquefois

simulé et fournir au charlatanisme des moyens
de déception.

Aussi, dans l'observation de ces phénomènes
qui ne se présentent encore que comme des faits
isolés qu'on ne peut rattacher à aucune théorie, ce
n'est que par l'examen le plus attentif, les précautions les plus sévères. et par des épreuves nombreuses et variées qu'on peut échapper à l'illusion.

13° Le sommeil provoqué avec plus ou moins de
promptitude, et établi à un degré plus ou moins
profond, est un effet réel, mais non constant du
magnétisme.

14° Il nous est démontré qu'il a été provoqué
dans des circonstances où les magnétisés n'ont pu
voir et ont ignoré les moyens employés pour le
déterminer.

15° Lorsqu'on fait tomber une fois une personne
dans le sommeil magnétique, on n'a pas toujours
besoin de recourir au contact et aux passes magnétiques pour le magnétiser de nouveau. Le regard
du magnétiseur, sa volonté seule. ont sur elle la
même influence. On peut non-seulement agir sur
le magnétisé, mais encore le mettre complètement
en somnambulisme, et l'en faire sortir à son insu,
hors de la vue, à une certaine distance et au travers des portes.

16° Il s'opère ordinairement des changements

plus ou moins remarquables dans les perceptions et les facultés des individus qui tombent en somnambulisme, par l'effet du magnétisme.

Quelques-uns, au milieu du bruit de conversations confuses, n'entendant que la voix de leur magnétiseur. Plusieurs répondent d'une manière précise aux questions de celui-ci, ou que les personnes avec lesquels ont les a mis en rapport leur adressent ; d'autres, entretiennent des conversations avec toutes les personnes qui les entourent.

Toutefois, il est rare qu'ils entendent ce qui se passe autour d'eux. La plupart du temps, ils sont complètement étrangers au bruit extérieur et inopiné fait à leur oreille, tel que le retentissement des vases de cuivre, vivement frappés près d'eux, la chûte d'un meuble, etc.

Les yeux sont fermés ; les paupières cèdent difficilement aux efforts qu'on fait avec la main pour les ouvrir. Cette opération qui n'est pas sans douleur, laisse voir le globe de l'œil convulsé, et porte vers le haut, et quelque fois vers le bas de l'orbite.

Quelquefois l'odorat est comme anéanti. On peut leur faire respirer l'acide muriatique et l'ammoniaque, sans qu'ils en soient incommodés, sans même qu'ils s'en doutent. Le contraire a lieu dans certains cas, et ils sont sensibles aux odeurs. La plupart des somnambules, que nous avons vus, étaient complètement insensibles.

On peut leur châtouiller les pieds, les narines et l'angle des yeux, par l'approche d'une plume ; leur pincer la peau de manière à l'ecchymoser; la piquer sous l'ongle avec des épingles enfoncées à l'improviste, à une assez grande profondeur, sans qu'ils aient témoigné de la douleur, sans qu'ils s'en soient aperçus. Enfin, on en a vu une qui a été insensible à une des opérations les plus douloureuses de la chirurgie, et dont, ni la figure, ni le pouls, ni la respiration, n'ont pas dénoté la plus légère émotion.

17° Le magnétisme a la même intensité ; il est aussi promptement ressenti à une distance de six pieds, que de six pouces, et les phénomènes qu'il développe, sont les mêmes dans les deux cas.

18° L'action à distance ne paraît pouvoir s'exercer avec succès que sur des individus qui ont été déjà soumis au magnétisme.

19° Nous n'avons pas vu qu'une personne magnétisée, pour la première fois, tombât en somnambulisme. Ce n'a été quelquefois qu'à la huitième ou dixième séance, que le somnambulisme s'est déclaré.

20° Nous avons constamment vu le sommeil ordinaire, qui est le repos des organes des sens, des facultés intellectuelles, et des mouvements volontaires, précéder, et terminer le somnambulisme.

21° Pendant qu'ils sont en somnambulisme, les magnétisés que nous avons observés, conservent l'exercice des facultés qu'ils ont pendant la veille. Leur mémoire paraît plus fidèle et plus étendue, puisqu'ils se souviennent de ce qui s'est passé pendant tout le temps, et toutes les fois qu'ils ont été en somnambulisme.

22° A leur réveil, ils disent avoir oublié totalement toutes les circonstances de l'état de somnambulisme, et ne s'en ressouvenir jamais. Nous ne pouvons avoir, à cet égard, d'autres garanties que leurs déclarations.

23° Les forces musculaires des somnambules sont quelquefois engourdies et paralysées. D'autrefois les mouvements ne sont que gênés, et les somnambules marchent en chancelant à la manière des hommes ivres, et sans éviter, quelquefois aussi en évitant les obstacles qu'ils rencontrent sur leur passage. Il y a des somnambules qui conservent intact l'exercice de leurs mouvements. On en voit même qui sont plus forts et plus agiles que dans l'état de veille.

24° Nous avons vu deux somnambules distinguer, les yeux fermés, les objets que l'on a placés devant eux. Ils ont désigné, sans les toucher, la couleur et la valeur des cartes ; ils ont lu des mots tracés à la main, ou quelques lignes de livres que l'on a ouvert au hasard. Ce phénomène a eu lieu alors même qu'avec les doigts on fermait exactement l'ouverture des paupières.

25° Nous avons rencontré, chez deux somnambules, la faculté de prévoir des actes de l'organisme plus ou moins éloignés, plus ou moins compliqués. L'un d'eux a annoncé plusieurs jours, plusieurs mois d'avance, le jour, l'heure et la minute de l'invasion et du retour d'accès épileptiques ; l'autre a indiqué l'époque de sa guérison. Leurs prévisions se sont réalisées avec une exactitude remarquable. Elles ne nous ont paru s'appliquer qu'à des actes ou à des lésions de leur organisme.

26° Nous n'avons rencontré qu'une seule somnambule qui ait indiqué les symptômes de la maladie de trois personnes avec lesquelles on l'avait mise en rapport. Nous avions cependant fait des recherches sur un assez grand nombre.

27° Pour établir avec quelque justesse les rapports du magnétisme avec la thérapeuthique, il faudrait en avoir observé les effets sur un grand nombre d'individus, et avoir fait longtemps et tous les jours des expériences sur les malades. Cela n'ayant pas eu lieu, la commission a dû se borner à dire ce qu'elle a vu dans un trop petit nombre de cas pour oser rien prononcer.

28° Quelques-uns de ces malades magnétisés

n'ont ressenti aucun bien ; d'autres ont éprouvé un soulagement plus ou moins marqué, savoir : l'un, la suspension de douleurs habituelles ; l'autre, le retour des forces ; un troisième, un retard de plusieurs mois dans l'apparition des accès épileptiques ; et un quatrième la guérison complète d'une paralysie grave et ancienne.

29° Considéré comme agent de phénomènes physiologiques ou comme moyen thérapeuthique, le magnétisme devrait trouver sa place dans le cadre des connaissances médicales, et par conséquent les médecins seuls devraient en faire ou en surveiller l'emploi, ainsi que cela se pratique dans les pays du nord.

30° La commission n'a pas pu vérifier, parce qu'elle n'en a pas eu l'occasion, d'autres facultés que les magnétiseurs avaient annoncé exister chez les somnambules ; mais elle communique des faits assez importants dans son rapport pour qu'elle pense que l'Académie devrait encourager les recherches sur le magnétisme comme une branche trés-curieuse de psychologie et d'histoire naturelle.

Arrivée au terme de ses travaux, avant de clore ce rapport, la commission s'est demandée si dans les précautions qu'elle a multipliées autour d'elle pour éviter toute surprise, si dans le sentiment de constante défiance avec lequel elle a toujours procédé, si dans l'examen des phénomènes qu'elle a observés, elle a rempli scrupuleusement son mandat. Quelle autre marche, nous sommes-nous dit, aurions-nous pu suivre? Quels moyens plus certains aurions-nous pu prendre? De quelle défiance plus marquée et plus discrète, aurions-nous pu nous pénétrer? Notre conscience, Messieurs, nous a répondu hautement que vous ne pouviez rien attendre de nous, que nous n'ayons fait. Ensuite avons-nous été des observateurs probes, exacts, fidèles? C'est à vous, qui nous connaissez depuis longues années; c'est à vous, qui nous voyez constamment près de vous, soit dans le monde, soit dans nos fréquentes assemblées, de répondre à cette question. Votre réponse, Messieurs, nous l'attendons de la vieille amitié de quelques-uns d'entre vous, et de l'estime de tous.

Certes, nous n'osons nous flatter de vous faire partager entièrement notre conviction sur la réalité des phénomènes que nous avons observés, et que vous n'avez ni vus, ni suivis, ni étudiés avec et comme nous.

Nous ne réclamons donc pas de vous une croyance aveugle, à tout ce que nous avons rapporté. Nous concevons qu'une grande partie de ces faits sont si extraordinaires, que vous ne pouvez pas nous l'accorder : peut-être nous-mêmes oserions-nous vous refuser la nôtre, si, changeant de rôles, vous veniez les annoncer à cette tribune, à nous, qui comme vous aujourd'hui, n'aurions rien vu, rien observé, rien étudié, rien suivi.

Nous demandons seulement que vous nous jugiez comme nous vous jugerions, c'est-à-dire que vous demeuriez bien convaincus que, ni l'amour du merveilleux, ni le désir de la célébrité, ni un intérêt quelconque ne nous ont guidé dans nos travaux. Nous étions animés par des motifs plus élevés, plus dignes de vous, par l'amour de la science et par le besoin de justifier les espérances que l'Académie avait conçues de notre zèle et de notre dévouement.

Signé : Bourdois de la Mothe, président, Fouquier, Guénau de Mussy, Guersant. Husson, Itard, Leroux, Marc, Thillaye. »

« Séances des 21 et 28 Juin 1831 »

Ce rapport fut écouté par l'Académie avec le plus vif intérêt ; quelques-uns des adversaires du magnétisme essayèrent vainement de troubler le silence profond de l'assemblée par des mumures d'improbation ; l'immense majorité, réprima promptement leurs tentatives et témoigna, par de nombreux applaudissements à l'honorable M. Husson, combien elle était satisfaite de son zèle, de ses talents et de son courage.

M. Boisseau, prit la parole pour demander qu'il fût fait une seconde lecture du rapport. Puisqu'on nous entretient de *miracles*, dit-il, nous ne pouvons trop bien connaître les faits pour réfuter ces *miracles*. — M. Husson s'excusa sur la longueur et la fatigue d'une telle lecture et annonça que le manuscrit serait déposé sur le bureau, où chacun pourrait le consulter à loisir. Un autre membre ayant demandé l'impression, M. Castel s'y opposa avec force, disant que, si la plupart des faits qu'on avait annoncés étaient réels, *ils détruisaient là moitié des connaissances physiologiques;* qu'il serait dangereux de propager ces faits au moyen de l'impression. La confusion et l'incertitude régnaient dans l'assemblée, lorsque M. Roux proposa un terme moyen : c'était de faire autographier le rapport. Cet avis fut adopté. Mais les préventions académiques furent entièrement déconcertées ; un STÉNOGRAPHE avait suivi la lecture du rapport et dérobé ces travaux importants pour la science, afin de les répandre dans l'intérêt du plus grand nombre.

Les académiciens de 1831, attendaient un travail de condamnation analogue, semblable même à celui des académiciens de 1784 : comme eux alors, ils n'eussent pas manqué de le publier par milliers. Les académiciens de 1784 répandirent partout la condamnation de faits qu'ils n'avaient pas suffisamment examinés, et pour l'étude desquels ils avaient eu recours aux expériences plus ou moins

complétes d'un médecin, distingué sans doute,
mais moins instruit sur ce sujet que l'auteur même
qui fit entendre alors des réclamations inutiles ; et
les académiciens modernes, aussitôt après avoir
entrevu la réalité des faits magnétiques, l'utilité
qu'en peut tirer la médecine, cédant à un esprit de
corps mal entendu, veulent cacher dans leurs
archives la vérité qu'ils craignent, et garder en
main la clef de la science sans en tirer aucun profit réel. Ainsi fut inscrit, dans les annales de la
science, le déni de justice des Académiciens de
1831, qui ont toujours refusé, depuis cette époque,
de soumettre le rapport à la discussion et aux
votes de l'Assemblée.

Dans ce siècle, qui, à bien prendre, n'est pas
plus mauvais que tout autre, mais qui a aussi son
travers spécial, le caprice ou le calcul est le mobile
de tout : il s'est glissé jusque dans les affections
morales ; la joie, la douleur, les vérités religieuses
sont des sources auxquelles on va chercher *le sentiment*, des sensations. Il faut que le plaisir ou
l'intérêt trouve partout son compte. On a voulu
trouver partout de la poésie, ou faire des équations.
Le règne des sciences exactes mal entendues ou
l'impie sensualisme ont banni tout ce qui n'apporte
point quelque satisfaction, ou tout ce qui ne se
démontre pas par la méthode géométrique. Les
phénomènes du magnétisme ne peuvent être pro-

duits selon le caprice de chacun, ils ne peuvent se calculer, dont ils ne sont qu'une illusion.

Loin de nous cependant la pensée de dénigrer notre siècle et de refuser, aux vrais savants de notre époque. le tribut d'éloges que méritent leurs travaux : en faveur des sciences purement humaines, ils ont assez fait pour la reconnaissance de la postérité. Et lorsque, par une juste application, le calcul s'est attaché a toutes les parties des sciences, les mondes ont été comptés. leur marche prescrite, leurs révolutions annoncées, les globes ont été mis dans la balance, leur pesanteur est connue, les corps ont été décomposés, l'homme enfin a reconnu toutes les parties de son domaine ; il a su les rendre tributaires de son génie, parcourir les espaces avec la rapidité de l'éclair et enchaîner la foudre qui grondait sur sa tête.

Que de siècles se sont écoulés avant que la science humaine ait pu comprendre l'harmonie si simple et. cependant si sublime de l'action des êtres animés les uns sur les autres ! Que de lenteur de la part des savants à publier les vérités importantes qui en découlent ! Et pourtant nous savions, nous faisions déja une partie de ces choses, et la nature même nous les avait dites longtemps avant eux. Quand l'un de nos semblables est chagrin ou souffrant, la pitié ne nous force-t-elle pas a embrasser, serrer nos amis pour les consoler ou soulager leurs maux ? N'avons-nous pas cent fois pressé avec délices, leurs cœurs contre notre cœur ? Et quiconque veut faire du bien ne s'approche-t-il pas de ses semblables ?

Cette jeune mère, veille avec une tendre sollicitude sur la marche chancelante de son enfant ; vient-il à tomber, ses cris manifestent sa douleur ; voyez avec quelle rapidité elle le relève, le presse contre son cœur, promène sur son visage délicat et meurtri, ses lèvres palpitantes d'amour ! Aussitôt la douleur cesse, et les cris ne se font plus entendre.

Ecoutez cet homme attendri à la vue de sa compagne, en proie aux souffrances d'une cruelle maladie ; plein d'angoisses, et d'amers regrets, il la serre dans ses bras, et s'écrie : « Que ne puis-je la soulager aux dépens de ma vie ! » Cette plainte généreuse doit maintenant cesser de se faire entendre ; la connaissance du magnétisme permet la réalisation d'un si noble désir ; car le magnétisme est la vie, et la vie est un puissant remède contre la souffrance et la mort.

Oublions donc, qu'il est des hommes assez malheureux pour s'imaginer qu'ils nous traitent avec indulgence, avec générosité même, en nous qualifiant de rêveurs philanthropes ; oublions qu'à toutes les époques, il s'est trouvé des hommes assez pervers, pour rire de ce qui est beau, ridiculiser tout ce qui est bon, bafouer tout ce qui est honnête.

Sachons donc nous affranchir d'une fausse honte à laquelle l'esprit du siècle, semble devoir nous condamner, apprenons à soulager avec prudence un parent, un ami, un malheureux, et rendons un éclatant hommage à la divinité bienfaisante qui nous comble de tant de bienfaits.

CHAPITRE XIV

—

LE MAGNÉTISME ET LE SOMNAMBULISME

DEVANT LA COUR DE ROME.

Les ecclésiastiques qui ont écrit contre le magnétisme, et la plupart des auteurs des diverses consultations, adressées à la Cour de Rome, tous,
sans doute animés par d'excellents motifs, mais
aveuglés certainement par la prévention, voulaient
et cherchaient la condamnation du magnétisme. Et
pourtant il n'a point été condamné. Rome n'a point
répondu d'une manière absolue, mais subordonnée
à la fidélité de l'*exposition*, dans les cinq consultations qui lui ont été adressées à diverses époques.
Beaucoup n'ont point été satisfaits, que le magnétisme fût condamné *seulement comme il était exposé*
dans deux des cinq consultations (la 2ᵐᵉ et la 3ᵐᵉ);

ils ont ranimé leur zèle, et toujours le même calme et la même sagesse, sont venus régler et modérer leurs efforts par les réponses qu'elle a faites aux consultants (réponses que nous reproduisons après l'exposé de chaque consultation).

Première Consultation.

Nous trouvons, dans la dernière livraison du *Journal historique et littéraire de Liège*, cette décision, reproduite par l'*Ami de la religion* (11 août 1840):

La supplique suivante avait été adressée au Saint-Père : « N. supplie Votre Sainteté de vouloir bien lui faire savoir, pour l'instruction et la tranquillité de sa conscience, et aussi pour la direction des âmes, s'il est permis aux pénitents de prendre part aux *opérations* du magnétisme. »

La troisième série, 23 juin 1840, dans la congrégation générale de l'inquisition romaine, tenue dans le couvent de Sainte-Marie de la Minerve, devant les cardinaux, la demande ci-dessus ayant été proposée, leurs Eminences ont dit que l'auteur de la supplique devait *consulter les auteurs approuvés*, en observant qu'on écartât toute erreur, sortilége, invocation explicite ou implicite du démon, *le simple acte d'employer des moyens physiques, d'ailleurs permis, n'étant point moralement défendu,* pourvu qu'il ne tende point à une fin *illicite*, ou qui soit mauvaise en quelque manière. Quant à l'application des principes et des *moyens purement physiques*, à des choses ou effets *vraiment surnaturels*, ce ne sont qu'une déception tout-à-fait *illicite* et digne des hérétiques. »

Par cette réponse le magnétisme n'est point défendu, pourvu qu'on ne le fasse pas tendre à une fin illicite ou mauvaise, et qu'on n'y fasse pas intervenir le démon, intervention que le consultant peu instruit sans doute de la science du magnétisme, avait apparemment laissé craindre.

Dans la seconde partie, on signale, et on frappe de réprobation, une fin illicite qui aurait lieu, si, par aversion pour tout ce qui appartient à l'ordre naturel, on voulait faire considérer les miracles comme des effets du magnétisme, et faire ainsi de l'impiété avec cette science comme on avait essayé d'en faire avec d'autres.

Deuxième Consultation

La *Gazette Piémontaise*, (dit l'*Ami de la religion*, 22 juin 1841), annonce que la question suivante a été soumise au Saint-Siège :

« Découvrant, dans les observations magnétiques, une ocsion prochaine à l'*incrédulité et aux mauvaises mœurs*, on désire, pour la tranquillité des consciences, connaître l'opinion du Saint-Siège a ce sujet.

« On connaît déjà la réponse donnée par le Saint-

Office, mais il serait bon d'obtenir du Saint-Siège, sinon une décision formelle, au moins une règle plus déterminée et plus explicite sur cette matière, afin que les gouvernements catholiques, appelés de Dieu à protéger la religion et à faire les lois pour mettre un frein aux mœurs publiques, sussent comment se conduire.

« Par le décret du 21 avril 1841, approuvé le même jour par sa Sainteté le Pape Grégoire XVI, la congrégation générale de l'inquisition romaine et universelle à décidé l'exercice du magnétisme, *ainsi qu'il est exposé*, illicite (*usum magnétismi, prout exponitur, non licère*).

« Telles sont, ajoute le *journal*, les paroles du décret de l'inquisition auxquelles est ajoutée l'approbation du Pape. »

TROISIÈME CONSULTATION

Le 19 mai 1841, M. Fontana, au nom de l'Évêque de Fribourg, ou plus exactement, par l'entremise de l'abbé L. et du docteur F., adressa à la sacrée Pénitencerie une requête contre le magnétisme, où, après l'avoir fait envisager comme une *œuvre satanique*, en demandant si, *supposé la vérité des faits énoncés*, il pouvait être permis.

Le 15 juillet suivant, la sacrée Pénitencerie répondit : « La sacrée Pénitencerie, après avoir pesé mûrement l'exposé, pense qu'on doit répondre, comme elle fait :

« L'usage du magnétisme, comme *il est exposé dans la consultation*, est illicite (Usum magnétismi, *prout in casu exponitur*, non licere).

« Donné à Rome, dans la sacrée Pénitencerie. le 15 juillet 1841.

« C. Card. CASTRACANE, M. P.

« Ph. POMELLA, S. P., secrét.

« Vu pour copie conforme à l'original.

« Fribourg, 26 juillet 1841.

« PARROULAZ, sec. Episc. »

La sacrée Pénitencerie ne pouvait répondre autrement d'après la manière dont le cas lui était exposé ; car son usage n'est pas de vérifier si ce qu'on lui expose est exact, ce serait impossible, mais d'y appliquer les règles de la discipline (plus exactement les règles de la théologie morale), avec le protocole ordinaire : *Prout in casu exponitur*.

Il est évident que si l'exposé est une déception, la décision tombe d'elle-même : aussi dans cette crainte, ces sortes de prononcés n'étant que relatifs, ne reçoivent jamais d'application générale.

Or, il ne pouvait y avoir de déception plus complète que celle de voir une œuvre satanique dans le magnétisme, exercé depuis soixante ans par beaucoup de personnes recommandables, qui certainement n'avaient fait aucun pacte avec le diable ; dans le magnétisme classé aujourd'hui parmi les sciences physiques, professé dans les cours et dont les procédés sont publiés dans beaucoup d'ouvrages.

Quoiqu'il en soit, les adversaires du magnétisme, car tout ce qui est bon en a toujours, ont voulu faire, de cette réponse de la sacrée Pénitencerie, une espèce d'article additionnel aux commandements de l'Eglise, et sans aucune considération pour la Cour de Rome, sans craindre de la compromettre en lui attribuant une méprise à laquelle elle était étrangère, ils ont osé publier dans les journaux et proclamer partout : Rome a parlé, Rome a défendu le magnétisme ; ce qui était de toute fausseté, le Saint-Siège ne voulant pas se compromettre en prononçant sur une question qu'il n'a pas encore suffisamment examinée.

QUATRIÈME CONSULTATION.

En juillet 1842. Monseigneur l'archevêque de Reims, ayant consulté le Saint-Siège sur la question de savoir si, tout abus mis de côté, le magnétisme était permis, et, ayant envoyé toutes les pièces qui pouvaient éclairer sur cette affaire, le grand pénitencier a écrit « qu'il faudrait beaucoup de temps pour répondre à cette question, et que la réponse serait peut-être sans résultat, parce que cette question n'a pas été encore suffisamment examinée, et que le Saint-Siège ne veut pas se compromettre ».

Cette réponse a été communiquée par le prélat au clergé de son diocèse réuni alors pour la retraite pastorale.

Dix-huit mois plus tard, Monseigneur l'archevêque, ayant toujours insisté pour recevoir une réponse, reçut la lettre suivante de Son Eminence le cardinal Castracane, grand pénitencier :

Monseigneur. j'ai appris, par M. de B , que Votre Grandeur attend de moi une lettre qui lui fasse connaître si la Sainte Inquisition a décidé la question du magnétisme.

Je vous prie. Monseigneur, d'observer que la question est de nature à n'être pas décidée si tôt, *si jamais elle l'est*, parce qu'on ne court aucun risque à en différer la décision et qu'une décision prématurée pourrait compromettre l'honneur du Saint-Siège ; que tant qu'il a été question du magnétisme et de son application *à quelques cas particuliers*, le Saint-Siège n'a pas hésité à se prononcer, comme on l'a vu, par celle de ses réponses qui ont été rendues publiques dans les journaux.

Mais à présent, il ne s'agit pas de savoir si dans

19

tel ou tel cas le magnétisme peut être permis, mais c'est en général qu'on examine si l'usage du magnétisme peut s'accorder avec la foi et les bonnes mœurs. L'importance de cette question ne peut échapper ni à votre sagacité, ni à l'étendue de vos connaissances.

Je vous remercie, Monseigneur, de ce que vous me donnez l'occasion de vous renouveler l'assurance de l'estime respectueuse et sincère avec laquelle je suis, etc.,

C. Card. Castracane, M. P.

La copie conforme de cette lettre a été envoyée a M. L... de G... par M. G., vicaire-général de Monseigneur l'Archevêque de Reims, le 11 janvier 1844.

Cinquième Consultation

Monsieur l'abbé J. B. L , ancien élève en médecine, s'occupant de magnétisme depuis plusieurs années et recueillant avec soin tout ce qui s'y rattache, a adressé, le 10 juillet 1843, a son Eminence, le cardinal Castracane, grand pénitencier, la consultation ci-après exposée en demandant si, supposé la vérité des faits énoncés et *tout abus de côté*, un confesseur ou un curé peut prudemment permettre à ses pénitents ou à ses paroissiens d'exercer ou de recourir au magnétisme humain comme moyen auxiliaire ou supplémentaire à la médecine.

Eminentissime Seigneur.

1° Vu l'insuffisance, non pas des réponses, mais des consultations faites jusqu'à ce jour sur le magnétisme humain, et comme il est grandement à désirer que les adversaires et les défenseurs de la question puissent décider plus sûrement et plus uniformément les cas qui se présentent assez souvent ; comme plusieurs personnes très au fait de la question présente avouent qu'à la vérité l'usage du magnétisme, *ainsi qu'il est exposé* dans l'avant-dernière consultation, *est réellement illicite*, mais qu'elles nient qu'il ait été exposé d'une manière exacte et complète, et que par conséquent il ait été condamné *en soi*, mais eu égard seulement au genre de la consultation proposée ; comme plusieurs aussi, s'appuyant sur l'autorité des ouvrages publiés pour et contre la question, et sur celle des hommes qui se sont livrés à sa propagation, non moins que de ceux qui invoquent leur propre expérience, voient, dans la consultation citée plus haut, beaucoup d'assertions à nier complètement, beaucoup à restreindre, beaucoup à exposer avec plus d'exactitude, beaucoup dont on a à regretter l'absence.

Avant d'examiner en détail chacune des assertions de l'avant-dernière consultation sur le *somnambulisme magnétique*, le soussigné, éclairé au milieu de ses études médicales, mais comme malgré lui, sur la question du magnétisme après s'en être longtemps déclaré l'ennemi, vaincu par des lectures, des conversations et son expérience personnelle, expose maintenant ce qui suit à Votre Eminence :

Ce ne sont pas seulement des magnétiseurs, mais un grand nombre de physiologistes, qui démontrent l'existence et la nature du magnétisme par des expériences nombreuses. Le magnétisme est un fluide matériel, d'une très-grande subtilité, analogue à l'électricité, au galvanisme, à l'électro-magnétisme, à l'électricité des animaux, et aux autres fluides impondérables, mais offrant, par sa présence dans un être doué d'intelligence, de volonté et de liberté, de nombreuses manifestations qui n'appartiennent qu'à l'homme. Ce fluide, par sa nature, peut recevoir un grand nombre de modifications, dont les causes sont, les unes au-dedans de nous-mêmes, comme notre volonté, les différentes affections de notre âme ; les autres sont au dehors comme tout ce qui, répandu autour de nous, peut exciter la faculté que nous avons de sentir.

Parmi les noms divers qu'il a reçus, on le nomme aussi fluide vital, fluide électro-nerveux. esprit vital, esprit animal, esprit corporel, force sensitive, âme sensitive.

Déjà nous comprenons que le magnétisme

humain et le somnabulisme magnétique, ne sont point une seule et même chose : aussi semble-t-il que dans une consultation sur un pareil sujet, il eut fallu distinguer et ne pas faire que nommer le magnétisme qui est la cause occasionnelle et partielle du somnambulisme, l'âme étant réellement la cause première.

Le magnétisme, ou la vie organique est à l'état latent dans le sang. Par l'influence de l'âme, il est extrait et séparé du sang (ce n'est pas ici le lieu d'en discuter le mode). Enfin il est accumulé dans le cerveau. En effet, le cerveau, soit en totalité soit en partie, est le point *principal* sur lequel s'exerce surtout l'influence motrice de l'âme, qui, du reste, n'est point contenue dans le cerveau. mais qui le modifie seulement d'une manière active, ordinairement au moins et secondairement pour la vie intellectuelle, et surtout pour la vie volontaire, pour la vie organique.

C'est là, dans le cerveau, que sous une influence spéciale de l'âme, le magnétisme est animé, vivifié et rendu capable d'exciter la substance organique de l'homme. De même que le fluide éthéré ondule et devient lumineux sous l'influence du soleil ; de même aussi le fluide nerveux reçoit de l'influence de l'âme une modification véritablement vitale, est élevé à la dignité de fluide vital, est dirigé pour l'exercice de la vie, distribué par les filets nerveux dans les différentes parties du corps et établit et détermine ainsi les phénomènes si variés de l'innervation.

C'est ce qui fait dire que ce n'est que médiatement par ce fluide, bien qu'il soit un avec le corps, que l'âme meut et gouverne le corps. Ce sentiment n'est pas seulement comme on pourrait le croire, celui de quelques physiologistes et pathologistes habiles. Saint-Thomas ne le repousse point ; il le confirme même. Réfutant les erreurs des anciens qui admettaient le fluide nerveux, mais disaient faussement qu'il est le premier principe de la vie, la forme substantielle du corps, et d'une nature semblable au médiateur plastique des modernes, le Saint Docteur s'exprime ainsi : « L'opinion de ceux qui ont admis des corps comme intermédiaires entre l'âme et le corps de l'homme n'est pas évidemment bien fondée. L'on dit qu'après la soustraction des esprits animaux, l'union cesse entre l'âme et le corps, non pas parce qu'ils sont intermédiaires, mais parce qu'alors cesse d'exister la disposition par laquelle le corps est disposé à une semblable union. *Il y a néanmoins des esprits animaux comme moyens de mouvements (intermédiaires dans la production du mouvement), comme premiers instruments du mouvement.* » — Saint Augustin parle de l'âme en tant qu'elle meut le corps : c'est pourquoi il emploie le mot d'administration :

« *Il est vrai, en effet, que l'âme meut les parties les plus grossières par l'intermédiaire des plus subtiles.* Et le premier instrument de la puissance motrice est l'esprit vital, comme le dit le philosophe dans son livre du mouvement des animaux ». D'où il est évident que le saint docteur parle ici *des esprits animaux, de l'esprit vital* en l'homme, ce que confirment encore les paroles suivantes : « L'âme comme moteur est unie au corps par l'intermédiaire *des forces sensitives.* » Puis il ajoute pour plus de détails : « L'âme ne meut pas le corps par son essence, mais par sa puissance motive. De sorte que l'âme, en raison de sa puissance motive, est la partie qui imprime le mouvement, et le corps animé la partie mise en mouvement. » Nous disons que l'âme est le premier principe de la vie, bien que *quelque corps puisse être principe* de la vie sous certain rapport, comme cela est dans les animaux »

L'âme, selon le même saint docteur, « est la forme substantielle du corps. » Mais dans quel état se trouve la substance du corps au moment où l'âme s'unit à lui ? Ce n'est point ici le lieu d'en parler. Cependant nous savons, par la révélation, que l'âme du premier homme ne fut créée qu'après que son corps eut été formé. (Voy. *Les Interprètes de la Sainte-Ecriture*, sur ce passage de la *Genèse*, 11, 7. « *Et il* (Dieu) *repandit sur son visage un souffle de vie*, etc. » D'après le sentiment commun des pères et des docteurs, la création de l'âme est indiquée en cet endroit.)

Pour continuer, selon notre dessein, disons maintenant quelques mots de l'innervation. L'innervation ou circulation du magnétisme humain consiste en une double circulation : 1° La circulation *efférente*, par les nerfs *efférents* (comme s'expriment les physiologistes), se dirige du cerveau, soit immédiatement, soit médiatement, vers les diverses parties du corps même les plus petites, qu'elles soient placées à la surface, la peau par exemple, mais surtout vers les parties douées d'une plus grande sensibilité : tels sont les organes des sens, les muscles, les mains, les doigts, à leur extrémité surtout, etc., qu'elles soient placées plus profondément, les viscères par exemple. 2° La circulation *afférente*, par les nerfs *afférents*, converge de tous les sens et de tous les organes vers le cerveau, soit immédiatement, soit médiatement. La première circulation a donc lieu du foyer et du centre à la périphérie, suivant l'expression des physiologistes. La seconde de la périphérie au centre et au foyer. La première est principalement destinée et à la vie organique (par les nerfs ganglionaires), et à la vie de relation à laquelle l'action de la volonté concourt (par les nerfs encéphaliques) afin que les choses voulues intérieurement par l'âme puissent être manifestées au dehors. La seconde a pour objet principal la vie sensitive, afin que les choses extérieures puissent être perçues par l'âme, par la vue, l'ouïe, le goût, l'odorat et le toucher, auquel on peut facilement rapporter tous les sens ministres et instruments de la sensibilité, de l'impressionnabilité.

Ainsi, la circulation efférente, comme nous avons dit, envoie et déploie un grand nombre de ramifications nerveuses qui ne sont parcourues par le fluide vital que lorsque l'âme le commande, et qui n'ont qu'alors l'action et l'influence nécessaire pour mouvoir les muscles *selon l'intention*, la direction de la volonté, son intensité, sa durée, etc. Ainsi modifié par la volonté, le fluide magnétique accomplit les phénomènes de la vie volontaire, le mouvement des yeux ou des membres, l'émission de la voix. Par lui aussi les mains saisissent, la locomotion s'opère, l'ouïe devient plus sensible par *l'attention* et *l'intention*, et ainsi des autres fonctions du même genre ; c'est ce que les physiologistes appellent vie volontaire, vie de relation, vie impérée.

De là aussi on peut comprendre, ce qui ne paraît pas moins certain que, de même qu'une machine électrique a une certaine sphère d'activité galvanique, de même aussi, par les propres forces de la nature, tous les sens émettent une exhalation et une irradiation magnétiques, modifiées de telle ou

telle manière par les pensées habituelles et par
une disposition toute spéciale des organes. Mais
cette émission et cette irradiation ont lieu surtout
par l'action modificatrice de l âme agissante d'une
manière directe et actuelle, et les sens alors laissent échapper un magnétisme plus abondant, et
qui s'étend plus loin sous le commandement et la
direction de l'*intention* et de la *volonté*. Aussi Saint
Thomas, sur cette question : Y a-t-il une fascina-
tion naturelle ? affirme-t-il en ces termes : « On
peut dire que par l'action d'une imagination vive
dont l'âme est la cause, les esprits vitaux conjoints
au corps sont changés. Ce changement des esprits
animaux s'opère surtout dans les yeux vers lesquels
arrivent les esprits les plus subtils. De plus, les
yeux modifient l'air répandu dans l'espace jusqu'à
certaines limites. »

De tout ce que nous venons de rapporter jusqu'à
présent, les défenseurs du magnétisme en prennent
occasion d'affirmer que l'homme peut, *par l'action
de sa volonté*, étendre au dehors de lui l'exhalation
magnétique, et diriger sur un autre les irradiations
vitales, et cela tout aussi facilement qu'il peut au
dedans de lui-même diriger le fluide vital pour mouvoir le bras ou les doigts dans tel ou tel sens. La
difficulté de cette action consiste surtout dans la persévérance au moins virtuelle de la même intention.
C'est de là que les médecins magnétiseurs ont tiré

cet axiôme : « En envoyant, dans le système nerveux d'un autre, le principe qui entretient en nous la santé et la vie, nous réparons en eux le même principe qui s'altère ou s'épuise, et ainsi les forces de la nature triomphent plus facilement de la maladie. » De là encore cet autre axiôme : « Le magnétisme, comme fluide, n'a par lui-même ni moralité ni immoralité ; mais il reçoit toute sa détermination et sa spécification de l'influence, soit habituelle, soit surtout actuelle de l'âme, tant de la part de celui qui donne que de celle de celui qui reçoit. » Laissant de côté plusieurs détails sur le magnétisme humain, arrivons au somnambulisme. Ajoutons cependant ici, que le somnambulisme, de l'aveu de tous les gens habiles en pareille matière, n'est qu'un des nombreux phénomènes produits par l'action magnétique, et sans lequel des phénomènes variés d'une manière indéfinie, soit ensemble, soit séparément, peuvent opérer le retour à la santé.

Maintenant, nous allons parler sommairement du somnambulisme magnétique, et selon la méthode indiquée plus haut.

2' Quelquefois la personne magnétisée, soit du sexe masculin, soit plus souvent du sexe féminin, à cause de l'indisposition menstruelle et d'une plus grande propension aux affections morbides, entre dans un tel état de sommeil spécial, appelé somnambulisme magnétique, état tel que ni le plus grand bruit fait à ses oreilles, ni la violence du fer et du feu ne peuvent l'en tirer, et qu'elle manifeste ainsi cette insensibilité que les médecins observent si fréquemment dans un grand nombre de maladies résultant d'affections nerveuses, comme sont l'hystérie, la catalepsie, etc.

3° La personne magnétisée entre dans cette espèce d'extase, même sous une action différente de celle de son magnétiseur, qui a obtenu son consentement, *ou qui ne l'a pas obtenu* (le consentement, en effet, n'est nullement nécessaire), puisque des enfants, des aliénés, des personnes endormies ou privées de l'usage de leurs sens, éprouvent les mêmes effets, comme le fait remarquer si positivement le célèbre LAPLACE. Le somnambulisme peut être produit par plusieurs personnes usant des mêmes moyens, c'est-à-dire par des gestes, ou bien encore par la seule présentation de la main, et par conséquent sans aucun contact, ce qui est bien plus convenable et plus moral. Cette action s'exerce ordinairement, le magnétiseur étant présent, quelquefois même par un simple commandement intérieur, toujours en ce sens que l'âme comme puissance motrice envoie et modifie le fluide magnétique Lorsque le magnétiseur est éloigné, même de plusieurs lieues, quelquefois l'action s'exerce avec succès, mais plus lentement et plus difficilement, et seulement après plusieurs magnétisations pratiquées selon le mode ordinaire et suivies de résultats. Ces effets, que la distance soit plus ou moins grande, sont toujours obtenus en vertu des mêmes lois, c'est-à-dire par une ondulation et une propagation du magnétisme, à peu près de la même manière que l'influence d'une machine électrique qui est proche, ou celle d'un nuage chargé d'électricité atmosphérique, yeût-il plusieurs lieues de distance, produit sur les personnes nerveuses un mal de tête absolument semblable.

4° On peut interroger la personne magnétisée de vive voix ou mentalement (dans le sens mentionné plus haut), surtout sur sa propre maladie: quelquefois sur celle des personnes absentes, et très-rarement sur celle des personnes qui leur sont absolument inconnues. Encore, demande-t-elle presque toujours dans ce cas une lettre écrite de leur main, ou un autre objet touché par elles, afin de pouvoir communiquer d'une certaine manière, selon sa demande, avec le fluide magnétique de ceux qui sont absents. Puis, souvent après, elle assure que cela est à peine suffisant, et exige du verre où de la laine qu'elles auront porté longtemps sur elles. Ces circonstances, et plusieurs que nous omettons ici pour éviter trop de longueur, méritent bien d'être exposées.

5° La personne magnétisée ne répond pas ordinairement comme il faut à la première consultation, ce n'est qu'après deux ou plusieurs jours, et après avoir fait plusieurs efforts successivement et progressivement fructueux ; puis, cela a lieu ensuite plus facilement et comme en un instant. Quoiqu'ignorante, elle est bien supérieure aux médecins, non par *la science*, mais par la sensibilité nerveuse et la faculté de percevoir plus facilement les sensations et les impressions qui réagissent alors plus vivement sur le cerveau. Alors, en effet, son âme peut être l'interprète fidèle des choses qu'elle examine et dont la présence met en jeu la sensibilité, soit qu'elles viennent de son propre corps ou de celui d'un autre, ou bien aussi des substances médicinales.

6° Elle donne dans cet état, souvent au moins, des descriptions anatomiques d'une parfaite exactitude, presque toujours après de grands efforts qui la fatiguent beaucoup, quelquefois plus facilement, mais ordinairement cela arrive comme par degrés et comme si elle se servait du fluide magnétique dirigé par l'âme vers l'intérieur du corps, affirmant en même temps qu'il est comme un rayon de soleil qui éclaire, et qui, en se réfléchissant sur elle, lui fait connaître, par la vue et par un certain ébranlement sensitif, souvent même avec un sentiment de très-vive douleur, l'existence des maladies internes les plus difficiles à connaître et à caractériser. Elle découvre souvent la cause dans les effets, indique alors le siège et la nature de la maladie ou assure qu'elle le pourra bientôt. Elle en détaille les progrès, les variations et les complications, tantôt en totalité, tantôt en partie seulement, et demande aussi fréquemment un plus long intervalle de temps, afin que, de l'état des organes elle puisse mieux voir, mieux sentir, et percevoir avec plus d'exactitude. Si elle se sert quelquefois des termes propres, on peut remarquer, dans ce cas, qu'ils sont connus du magnétiseur, surtout s'il est médecin, et transmis par lui *mentalement* (dans le sens expliqué) par le seul fait de la communication magnétique ; ou bien encore que ces termes propres elle les a entendus par le passé, ne fût-ce qu'une seule fois, et qu'elle les reproduit avec une plus ou moins grande fidélité.

Il arrive en effet, pour l'ordinaire, que la personne en état de somnambulisme s'efforce d'expliquer par des circonlocutions et des figures, ce qui, par la vue magnétique et les sensations, a été offert à la perception de l'intelligence, dont les manifestations ne sont point alors sans quelques rapports avec le genre de l'éducation reçue. Si elle déclare à l'avance la durée de la maladie d'une manière précise, c'est qu'elle juge d'après l'état des organes et la complexion de la personne qui consulte ; se montrant dans l'état de somnambulisme, par l'exquise sensibilité organique dont elle est douée, comme un *nosomètre*, par lequel l'âme si intimement unie, juge et prononce C'est pour la même raison qu'elle prescrit aussi les remèdes les plus simples et les plus efficaces, non point en les désignant par leur dénomination scientifique, mais par leurs propriétés et leurs effets, surtout lorsque par le contact, la sensation et quelquefois même la dégustation, elle peut interroger un certain instinct résultant d'une grande et exquise surexcitation, toute intime et calme cependant, sans que cela nuise en rien à l'usage de la raison et de la liberté humaine qui, bien souvent même, se trouvent notablement accrues.

Remarquons, en effet, ici en passant, que le somnambulisme magnétique est bien différent du noctambulisme qui peut être facilement ramené à la même forme par la magnétisation, et reçoit ainsi le complément de développement qu'il demande, au point que dans le somnambulisme magnétique il jouisse de son advertance et de sa liberté, advertance et liberté qui croissent à mesure que le somnambulisme se perfectionne, et marchent toutes deux d'un même pas. En effet, bien que le magnétisé, au seul commandement intérieur de celui qui le magnétise, obéisse très-facilement *dans les choses indifférentes*, cependant comme il existe dans le somnambulisme une sensibilité organique mieux réglée, c'est-à-dire, plus portée à la *conservation* qu'au *plaisir* ; comme il y a très-souvent aussi plus de finesse dans les perceptions et dans l'intelligence, que l'esprit est moins distrait que dans l'état de veille, et que d'un autre côté le somnambule pressent *les intentions* de son magnétiseur, la nature de ses désirs, il s'en suit qu'il possède plus de moyens pour accueillir ou repousser librement la cause de ses perceptions. Lors donc, qu'on affirme que le magnétisme reçoit toute sa détermination et sa spécification de la nature de l'influence habituelle et surtout actuelle de l'âme, il faut l'entendre de l'influence de l'âme tant du magnétiseur que du magnétisé, maître de sa liberté, et à l'égard duquel, *surtout pour les choses de l'ordre moral*, se vérifie cet axiôme : « Tout ce qui est reçu, l'est selon la manière d'être de celui qui reçoit. » Nous avons, à ce sujet, les assertions de MM. Tardy de Montravel, de Puységur, Deleuze, Chapelain, Billot ; et la même chose m'a été démontrée par ma propre expérience. Les adversaires, ou prennent une opinion *à priori*, ou d'après des expériences exposées d'une manière peu philosophique. Est-il bien surprenant en effet, qu'un médecin ou un magnétiseur corrompu à l'avance, puisse réveiller, encore dans l'état magnétique, la dépravation habituelle d'une personne auparavant corrompue par lui, ou toute disposée a se laisser corrompre ? Est-il bien surprenant que devant écrire il dévoile ces dernières circonstances, *en général* bien entendu, comme un danger pour les bonnes mœurs, mais *qu'en particulier* il taise les premières circonstances pour ne pas se diffamer lui-même ?..

Sur la prévision et la pressensation, laissant de côté nombre de faits rapportés par des médecins, et le témoignage d'Origène, de Tertullien, etc., écoutons un célèbre professeur de théologie, le P. Perrone. Après avoir indiqué le passage de Saint Thomas (22. Q. 172. A. 1.), où il est question des choses futures qui peuvent être connues à l'avance dans leurs causes en vertu d'une connaissance naturelle à l'homme. Après avoir ensuite cité, d'après Saint Thomas, l'autorité de Grégoire-le-Grand s'exprimant en ces termes : « L'âme, à l'approche de la mort, connaît à l'avance certaines choses futures à cause de la subtilité de sa nature. » L'auteur cité plus haut ajoute : « Nous avons voulu rapporter en détail ces citations, afin qu'on voie évidemment que le saint docteur a pris les avances sur les faits que plus tard les défenseurs du magnétisme ont rapporté en parlant du somnambulisme provoqué par la magnétisation, et duquel ils racontent des choses étonnantes.

7° Si la personne pour laquelle on consulte la magnétisée ou le magnétisé est présente, le magnétiseur qui peut également être un homme ou une femme, la met en rapport avec le somnambule par le contact. Est-elle absente, une boucle de ses cheveux ou tout autre substance touchée longtemps par la malade, comme nous l'avons dit plus haut, la remplace quelquefois et suffit alors. Cependant il y a toujours, de la part de celui qui est dans l'état de somnambulisme et plus d'efforts et de peines, et très-souvent aussi moins de fruits. Cette boucle de cheveux, que très-rarement on approche seulement de la main de la personne magnétisée, mais qu'ordinairement on dépose entre ses mains, et qu'alors elle presse entre ses doigts de diverses manières, qu'elle explore même par l'odorat, permet quelquefois en un seul instant, souvent après un temps plus long, souvent même après plusieurs essais faits à des jours différents, permet, dis-je, au somnambule de dire ce que c'est, sans y regarder, de qui sont les cheveux en général, par exemple s'ils sont d'un homme ou d'une femme, où est actuellement la personne, de qui ils viennent, ce qu'elle fait. Cependant, ces deux derniers renseignements sont infiniment plus rares et plus difficiles à obtenir. Mais sur la maladie, il donne avec bien plus de facilité. soit en totalité, soit en partie seulement, les renseignements énoncés ci-dessus, et cela avec autant d'exactitude (dans le sens déjà indiqué), que s'il faisait l'autopsie du corps ou voyait au dedans, ainsi que cela a lieu en effet, d'une manière plus ou moins parfaite par la vue magnétique aussi mentionnée plus haut. De même qu'il est certain par l'expérience des médecins que les cheveux, la laine ou d'autres corps analogues, mauvais conducteurs de l'électricité, restent aussi empreints du fluide vital, même lorsqu'il est altéré par une maladie, et propagent ainsi souvent des maladies contagieuses, la peste, par exemple ; que ces moyens de contagions agissent surtout sur les personnes dont le système nerveux a peu de réaction. De même aussi le somnambule sent quelquefois si vivement les émanations morbides, que si les cheveux sont, par exemple d'un épileptique ; affecté d'un malaise épileptiforme, il prie qu'on lui ôte les cheveux qu'il tient à la main ou les jette lui-même comme par un mouvement spontané, et refuse ensuite absolument d'essayer de nouveau une consultation douloureuse pour lui.

8° Enfin quelquefois la personne magnétisée ne voit pas par les yeux. On peut les lui voiler, et elle lira quoi que ce soit si elle sait lire, car personne n'a jamais écrit ou enseigné que cela fut possible si elle l'ignore *absolument*. Elle lira donc un livre, un manuscrit. soit ouvert, soit fermé, mais bien plus difficilement alors, lorsqu'on l'aura placé, soit vers la tête, origine de tous les nerfs, soit vers l'épigastre (et non sur son ventre), dans la direction duquel se réunissent des plexus nerveux qui ont aussi des communications avec le cerveau. Jamais non plus personne n'a écrit ou enseigné que c'est de la région du ventre que semblent sortir ses paroles. Cependant en examinant la chose en soi, on ne peut nier que celui qui, dans l'état ordinaire serait disposé à la ventriloquie, action entièrement naturelle, de l'aveu de tous les physiologistes, pourrait aussi faire de même dans l'état de somnambulisme, comme cela a lieu pour la manière ordinaire de parler ; mais il n'est point du tout question de cela parmi les magnétiseurs.

Un grand nombre de médecins, apportant une foule de preuves en faveur de cette vue spéciale des somnambules, qui s'est offerte spontanément. et dans le noctambulisme ou somnambulisme naturel, et dans la catalepsie, l'hystérie, et dans d'autres affections nerveuses, posent ces deux questions : 1° La porosité de la matière et la séparation des molécules constitutives des corps, ne permet-elle pas de dire que l'opacité et la transparence ne sont que relatives considérées en elles-mêmes et par rapport à la nature du fluide qui doit traverser les corps ? 2° L'âme ne peut-elle pas, ayant le fluide vital pour intermédiaire, percevoir les choses extérieures sans le concours du globe oculaire ? Il est bien vrai que dans l'état ordinaire, le globe de l'œil reçoit les modifications et les ondulations de la lumière réfléchie par les corps, ce qui a lieu aussi pour ceux qui ont les yeux ouverts dans le sommeil ordinaire et qui ne voient rien cependant, semblables en cela aux hommes atteints d'une paralysie du nerf optique ; mais pour que la vue puisse s'exercer et donner lieu aux perceptions, il est nécessaire que les modifications et les ondulations lumineuses passent directement jusqu'a la rétine, qui est une membrane nerveuse d'une extrême sensibilité, formée par l'expansion du nerf optique. N'est-il donc pas possible, lorsque d'autres ramifications de filets nerveux importants jouissent d'une très-grande sensibilité, qu'elles puissent recevoir immédiatement et par elles-mêmes les modifications et les ondulations lumineuses, et les transmettre à l'âme, puisque, comme nous l'avons expliqué plus haut, le fluide nerveux, le fluide magnétique ont une grande analogie avec la lumière. Et ainsi l'âme n'aurait-elle pas le moyen facile de percevoir et de juger selon son mode ordinaire *essentiel* ?

Le somnambulisme ou l'état magnétique cesse ordinairement par l'action de la volonté agissant comme cause, en se servant comme instrument des *passes* magnétiques qui attirent au dehors le fluide introduit dans le système nerveux ; il cesse encore par un commandement même intérieur du magnétiseur, agissant toujours alors d'une manière *humaine*, c'est-à-dire, l'âme opérant en union intime avec la chair (l'âme et la chair forment un seul homme), surtout en union intime avec le cerveau. par conséquent avec le foyer du fluide magnétique. L'état somnambulique cesse aussi spontanément et à l'instant annoncé par la personne magnétisée, d'après l'appréciation du temps nécessaire à l'exhalation et à la déperdition du fluide reçu.

Rendue à l'état ordinaire, la personne magnétisée, le plus souvent au moins, paraît complètement ignorer tout ce qui lui est arrivé pendant l'accès, quelque long qu'il ait été. Ce qu'on lui a demandé, ce qu'elle a répondu, ce qu'elle a souffert ; tout cela, en totalité ou en partie seulement, n'a laissé *au premier aspect* aucune idée dans son intelligence, ni dans sa mémoire les moindres *traces actuelles* lorsque l'état somnambulique n'existe plus.

Mais tous les souvenirs reviennent toujours de la manière la plus exacte dans les accès subséquents ; ces souvenirs passent même soit en totalité, soit en partie, à l'état de veille, quand, par la nature même des choses, ou par un violent désir, ou une volonté expresse, soit avec, soit sans le concours de celui qui magnétise, l'âme a excité le cerveau. Ainsi, par une *certaine* analogie, les noctambules, les épileptiques, les hystériques, les cataleptiques

et ceux qui ont été atteints du délire, d'après le
témoignage universel des médecins, perdent le
souvenir de tout ce qu'ils ont dit ou fait ; ainsi,
dans le cours de la vie ordinaire, beaucoup, pres-
sés soit par la nécessité, soit par une commotion
et une excitation profonde, se rappellent de ce
qu'ils avaient su et oublié. Ainsi encore nous
sentons souvent que nous possédons réellement la
mémoire de quelque chose, et nous sommes dans
l'impossibilité de la manifester parce que l'âme
opère pour se souvenir en union avec le cerveau
affecté de telle ou telle manière.

Il est important d'ajouter ici, que laissant de
côté plusieurs détails qui pourraient conduire
comme par degrés à la connaissance de la question,
les phénomènes que nous venons de passer en
revue sont plutôt l'exposé du somnambulisme parfait, présenté en général plutôt que dans un cas
particulier, puisqu'il est vrai que le plus souvent
un sujet n'offre que quelques-uns de ces phénomènes d'une manière plus ou moins parfaite,
plus ou moins facile, plus ou moins constante,
au milieu de beaucoup de variations et d'erreurs
qui trahissent, aux yeux de l'observateur impartial,
l'ignorance et la fragilité humaine, et l'empêchent
d'oublier qu'il n'est point du tout sorti de l'ordre
naturel.

9° C'est pourquoi l'exposant, voyant de si fortes

raisons d'admettre comme purement naturels de tels effets, produits par une cause occasionnelle si bien proportionnée, ainsi qu'il le paraît au témoignage de catholiques pratiquants, et tout au moins suivant une très-grande probabilité ; puisque l'âme, médiatement par le fluide magnétique provoque, dans le système nerveux du magnétisé, une excitation et des modifications profondes, et qu'alors l'âme du somnambule, médiatement aussi par le fluide vital, soit propre, soit ajouté, peut percevoir ou manifester des choses qu'auparavant, à cause d'une impressionnabilité organique moins grande, elle ne pouvait pas même soupçonner ou faire soupçonner aux autres, bien qu'elle en eût la puissance radicale.

10° L'exposant supplie donc très-instamment Votre Eminence de vouloir bien, dans sa sagesse, décider, pour la plus grande gloire de Dieu, et pour le plus grand avantage des âmes si chèrement rachetées par notre Seigneur Jesus-Christ, si, supposé la vérité des faits énoncés plus haut, un confesseur ou un curé peut prudemment permettre à ses pénitents ou à ses paroissiens :

1° D'exercer le magnétisme humain ainsi caractérisé, comme s'il était un art auxiliaire et supplémentaire à la médecine ;

2° De consentir à être mis dans cet état de

somnambulisme magnétique, ou seulement de le
permettre, ou d'en user seulement après y avoir
été mis sans aucun consentement, par exemple,
lorsque sous l'influence d'une maladie, du sommeil
ordinaire, ils auraient été privés de l'usage des sens ;

3e De consulter, soit pour eux-mêmes, soit
pour d'autres, les personnes ainsi magnétisées ;

4° De faire l'une de ces deux choses avec l'attention préalable, ordinairement au moins, de choisir
une personne du même sexe, et d'admettre la
présence d'une tierce personne lorsqu'il sera
nécessaire d'employer une personne d'un sexe
différent sans pratiquer, ni dans l'un ni dans l'autre cas, aucun attouchement, comme il est si
facile de le faire dans les circonstances ordinaires ;

5° De faire l'une de ces trois choses avec la précaution préalable de renoncer formellement dans
leur cœur à tout pacte diabolique, explicite ou
implicite, et même à toute intervention satanique,
vu que, nonobstant cela, quelques personnes ont
réellement obtenu du magnétisme, comme on peut
facilement le croire après ce qui a été dit plus
haut, ou absolument les mêmes effets, ou du moins
quelques-uns ; et cela même de la part de magnétiseurs vivant chrétiennement, ou agissant sur des
personnes qui fréquentaient les sacrements, comme
je l'ai constaté par ma propre expérience ; comme

aussi j'ai constaté, lorsque j'étais encore élève en médecine, qu'exerçant l'action magnétique, une heure après la sainte communion et dans les dispositions morales indiquées plus haut, sans avoir employé une seule parole qui pût réveiller des idées morales, mais par la nature seule de l'action magnétique, non-seulement j'obtins, avec un plein succès, les effets ordinaires, mais de plus je remarquais plusieurs fois une heureuse influence qui portait aux bonnes mœurs et excitait, d'une manière surprenante, les remords de la conscience, au sujet de péchés commis avec plaisir dans l'état de veille, la personne n'ayant cependant rien perdu de sa liberté propre.

Eminentissime Seigneur,

De votre Eminence,

Le très-humble et très-obéissant serviteur,

L'abbé J. B. L.......

Paris, 10 juillet 1843.

La cour de Rome, n'ayant rien vu dans le magnétisme, *tel qu'il est exposé* dans la consultation de M. l'abbé J. B. L., de contraire à la *foi* et aux *bonnes mœurs*, et le *simple acte d'employer des moyens physiques, d'ailleurs permis, n'étant point moralement défendu,* pourvu qu'il ne tende point à une fin *illicite*, ou qui soit mauvaise en *quelque manière*, elle ne veut point intervenir dans cette question, qui est, par elle-même, tout-à-fait en dehors de sa spécialité et entièrement du domaine des sciences naturelles, comme en sont convaincus tous ceux qui l'ont étudiée.

D'où il résulte que le magnétisme, *tout abus mis de côté*, n'est pas plus défendu aujourd'hui qu'il ne l'a été depuis le temps qu'on l'exerce. C'était donc bien à tort qu'on avait voulu mettre en jeu, à ce sujet, la cour de Rome, qui y est restée et y restera probablement toujours étrangère. Elle est trop prudente, et les fonctions qui lui sont confiées sont trop éminentes, pour qu'elle veuille descendre dans l'arène où la faculté de médecine et le magnétisme luttent depuis longtemps. Elle laisse à la physiologie le champ libre pour toutes les questions qui ne touchent ni à la *foi* ni aux *bonnes mœurs;* elle sait surtout qu'on ne doit jamais prononcer, sans connaissance de cause, sur quoi que ce soit, quand le caractère dont on est revêtu doit être entouré de considération, bien convaincu qu'on la perdrait, si, prenant le change sur une matière étrangère à sa spécialité, on pouvait être taxé d'impéritie, incrimination bien grave dans un siècle où les hommes les plus estimables perdent leur influence, du moment qu'ils ont pu prêter au ridicule, et où ils ne manquent pas d'adversaires qui se plaisent à le faire ressortir.

Si les académies, les corporations savantes, exposées à de semblables causes d'erreurs, avaient toujours su s'en garantir, comme l'a fait la cour de Rome, le monde n'aurait point assez d'éloges pour exalter leur prudence et proclamer leur profonde sagesse.

BIBLIOTHÈQUE NATIONALE R.F. IMPRIMÉS

FIN.

ERRATA

Page   15 Ligne 33 — Tououse, lisez *Toulouse*.
—   20   —   18 — Gondey, lisez *Gondy*.
—   22   —   18 — Après propriétaire, ajout. *Toulouse*.
—   23   —   27 — Après de ajoutez *la*.
—   24   —   5 — Taulouse, lisez *Toulouse*.
—   49   —   21 — Lune, lisez *Une*.
—   53   —   5 — Espérances. lisez *Expériences*.
—   55   —   8 — Écroulait, lisez *S'écroulait*.
—   55   —   27 — Chastelluo, lisez *Chastellux*.
—   56   —   15 — Georgel, lisez *Georget*.
—   56   —   18 — Olmer, lisez *Olivier*.
—   57   —   1 — Castel-Blaze, lisez *Castil-Blaze*.
—   57   —   19 — Vénicien, lisez *Vénitien*.
—   63   —   11 — Sur, lisez *Vers*.
—   64   —   12 — Que lisez *Qui*.
—   68   —   5 — Indéfectable, lisez *Indéfectible*.
—   83   —   14 — Molle, lisez *Nulle*.
—   94   —   24 — Coups, lisez *Corps*.
—   96   —   7 — Là grande, lisez *Le grand*.
—   96   —   8 — Que, lisez *Qui*.
—   97   —   9 — L'apposer, lisez *L'opposer*.
—   97   —   17 — Vonté, lisez *Volonté*.
— 103   —   11 — Après faire, ajoutez *Tourner*.
— 103   —   11 — Des intérêts, lisez *De ses intérêts*.
— 106   —   26 — Après membre, supprimez *Ou*.
— 106   —   26 — Après accélération, ajoutez *Ou*.
— 123   —   8 — Forme, lisez *Sorte*.
— 161   —   24 — Des, lisez *De*.
— 182   —   20 — Repruduire, lisez *Reproduire*.
— 248   —   6 — D'avoir, lisez *L'avoir*.
— 290   —   23 — Après abus, ajoutez *Mis*.

TABLE DES MATIÈRES

FIN DE LA TABLE DES MATIÈRES.

OUVRAGES DU MÊME AUTEUR :

LES ERREURS ET LES DANGERS DU SPIRITISME DÉVOILÉS, connaissance de la cause qui produit les effets du spiritisme, depuis l'antiquité jusqu'à nos jours. 2me édition, un vol. in-12, prix : 5 francs.

PHYSIOGNOMONIE, art de connaître et de juger les mœurs et les caractères, d'après la physionomie ; 3me édition, un vol. in-12, prix : 3 francs.

LE MÉDECIN A LA MAISON, guide médical du foyer, à l'aide duquel chacun peut se soigner et soigner les siens dans tous les cas de maladie, au moyen du traitement naturel et rationnel, combiné avec les plantes médicinales les plus souveraines ; les maladies y sont décrites par leurs symptômes, de manière à être reconnus et compris par tous ; l'indication des médications simples ou composées, internes et externes, suivent la description de chaque maladie, avec les règles d'hygiène à suivre. 4me édition, un vol. in-12, prix : 7 francs.

HYGIÈNE ALIMENTAIRE OU ART DE VIVRE EN BONNE SANTÉ, traité des aliments: leurs qualités, leurs effets, le choix qu'il convient d'en faire selon l'âge, le tempérament, la profession, la saison et l'état de convalescence. 8me édition, un vol. in-12, prix : 3 francs.

HYGIÈNE ET MÉDECINE, préservation et curative des maladies épidémiques. 2me édition, un vol. in-12, prix : 3 francs.

INDICATEUR DES EAUX MINÉRALES ET DES BAINS DE MER, les plus efficaces pour le maintien et le rétablissement de la santé. 2me édition, un vol. in-12, prix : 3 francs.

LES SAGES ET LES FOUS, divulgation des grandes vérités religieuses, sociales et philosophiques opposées aux doctrines impies et anarchiques qui travaillent et égarent notre siècle. 2me édition, un vol. in-12, prix : 3 francs.